# 易孕体质养成

U0363063

［日］古贺文敏　定真埋子　著

谢明钰　译

中国纺织出版社有限公司

读者须知：医学是随着科学技术的进步与临床经验的积累不断发展的。本书中所讲述的知识与所给建议均是作者结合自己的专业知识和多年经验谨慎提出的，但图书不能替代医疗咨询。因本书相关内容可能造成的直接或间接不良影响，作者和出版方均不予担责。

RANSHI NO ROUKA NI MAKENAI "NINSHINTAISHITSU" NI KAWARU "EIYOU-THERAPY"
by KOGA Fumitoshi, JOU Mariko
Copyright © 2017 Koga Fumitoshi, JOU Mariko
All rights reserved.
Originally published in Japan by SEISHUN PUBLISHING CO., LTD., Tokyo.
Simplified Chinese translation rights arranged with
SEISHUN PUBLISHING CO., LTD., Japan.
Through FORTUNA Co., Ltd.
著作权合同登记号：图字：01-2024-0082

## 图书在版编目（CIP）数据

易孕体质养成 /（日）古贺文敏，（日）定真理子著；谢明钰译 . -- 北京：中国纺织出版社有限公司，2024.4

ISBN 978-7-5229-1497-8

Ⅰ.①易… Ⅱ.①古… ②定… ③谢… Ⅲ.①优生优育—基本知识 Ⅳ.①R169.1

中国国家版本馆 CIP 数据核字（2024）第 039605 号

责任编辑：范红梅　责任校对：寇晨晨　责任印制：王艳丽

中国纺织出版社有限公司出版发行
地址：北京市朝阳区百子湾东里A407号楼　邮政编码：100124
销售电话：010—67004422　传真：010—87155801
http://www.c-textilep.com
中国纺织出版社天猫旗舰店
官方微博 http://weibo.com/2119887771
天津联城印刷有限公司印刷　各地新华书店经销
2024年4月第1版第1次印刷
开本：880×1230　1/32　印张：6.75
字数：97千字　定价：68.00元

凡购本书，如有缺页、倒页、脱页，由本社图书营销中心调换

# 营养学最新研究发现的有助于提高女性受孕概率的饮食秘诀

亲爱的读者，你平时会关注自己的饮食习惯吗？

当你打开这本书，你一定是在考虑近期开始备孕，或者已经尝试过一些可能对怀孕有帮助的方法了吧？

如果是这样，那么我最想让你明确的一点是——身体的营养状况与易孕与否有着超乎我们想象的紧密联系。

怀孕始于精子与卵子的结合。传统的助孕方法更多考虑的是如何监测受孕的最佳时机，并致力于提高精子与卵子结合的概率。

随着结婚年龄的推迟，越来越多的女性步入了"高龄备孕"的行列。与此同时，陷入不孕困境的人也随之越来越多。

造成大龄女性不孕的一个重要原因，就是近年来被人们关注的"卵子老化"问题。

卵细胞（卵子）是一种特殊的细胞，它不会再生。当女性还在母亲的子宫里时就已经形成了一定数量的原始细胞，即卵母细胞。换句话说，卵子的年龄会随着女性年龄的增长而不断增长。因此，女性年龄越大，其卵子年龄也越大。与此同时，卵子的数量和质量都在不断下降，从而导致她们越来越难怀孕。

对于卵子老化的问题，难道只能任其发展而无计可施吗？当然不是。实际上，均衡的营养搭配不仅有助于提高大龄女性的卵子质量，还能帮助女性控制卵子数量下降的速度。

女性体内孕育一个新生命并顺利分娩，需要各种各样的营养素参与其中。在这个过程中，如果母体仍然保持怀孕前的不良饮食习惯，那么将会导致胎儿和母体都陷入营养不良的状况。

为了控制体重而控制饮食的热量，或只吃蔬菜而不吃肉类、鱼类等动物性食品，这些饮食方法根本无法为孕妇及胎儿提供充足的营养。因此，想要成功受孕，女性要做的第一件事就是调整自己的饮食习惯。

无论处于哪个年龄段，女性选择吃或者不吃何种食物都将对她们的怀孕过程产生极大的影响。

最新的营养学研究发现，有助于女性怀孕的饮食秘诀就是营养疗法，具体来说就是分子整合营养疗法。

2010年在日本出版的《养成易孕体质的饮食法》是首次介绍如何通过营养疗法提高怀孕概率的书籍。

这本书在出版后的许多年里一直受到读者厚爱并多次重印。经过修订，新书《易孕体质养成》在原有内容的基础上进行了部分更新，增加了具有助孕效果的营养素方面的内容，以及在开展不孕治疗过程中发现的怀孕与营养素之间的关联性等最新信息。

在这本书中，两位作者——不孕专科医生古贺文敏和一直致力于帮助女性受孕的营养咨询师定真理子毫无保留地为读者呈现了她们多年所积累的知识和经验。无论是接下来计划备孕的读者朋友，还是已经处在孕期的或者正在接受不孕治疗的读者朋友，相信本书的内容都会对你有很大的帮助。

在此，真诚地祝愿本书的每一位读者都能顺利养成易孕体质，早日实现当妈妈的愿望！

# 目录

**第2章** 从怀孕到分娩，营养疗法都能发挥神奇的作用

只有摄取了充足的营养素，才能成功养成易孕体质。

——定真理子

## 第4章　永葆卵子年轻的秘诀

卵子的数量多并不意味着质量好。

——古贺文敏

第1章

# 调整饮食习惯可以
# 有效提高受孕概率

胆固醇是女性的朋友，不是敌人。

——古贺文敏

# 你的孕前调理方法正确吗

我（古贺文敏）在日本福冈开创新型不孕专科医院已经有10多年了。

在那之前，我曾先后就职于日本的大学附属医院、国立医院的新生儿治疗中心等医疗机构。在大学附属医院工作期间，我曾接诊了许多为不孕问题苦恼的女性患者。也是从那时开始，我一直在探索有没有更好的办法，可以帮助那些迟迟无法成功怀孕的女性早日实现当妈妈的愿望。

相信很多女性都希望通过自然受孕的方式成为妈妈。但实际上对于女性来说，适合怀孕的时间是极为有限的。

怀孕是一件既敏感又微妙的事情。因此，我总是尽可能地花更多的时间与每一位患者进行深入的交流，希望她们能够吐露自己内心的真实想法。

可能与福冈所处的地理位置有关，来我们医院就诊的女性患者中有很多都是空中乘务员。她们个子高挑、身材纤细。在大部分人看来，她们都是身材姣好的女性。

但以我的门诊经验，越是身材姣好的女性，往往越容易出现不孕的问题。当然，年龄仍然是影响怀孕成功率最重要的因素。因此，这里要特别声明一下，以上只是针对超过一定年龄的女性得出的结论。

起初，我以为这种倾向可能与女性从事的职业性质存在一定的关联性。

曾有一份美国的研究报道指出，美发师的卵巢储备功能（即卵巢内储备的卵子数量）的下降速度比其他行业的女性更为明显。同时，报告还指出其主要原因是染发剂中的化学物质透过皮肤被身体吸收，从而对卵巢造成损伤。而日本的美发师在工作中通常都会佩戴手套，因此情况不太相同。

其实，除了"身材姣好"的女性不容易怀孕之外，我认为不易怀孕的女性往往还具备以下几个共同特点。

◎经常做瑜伽

◎常年坚持慢跑等运动

◎为了保持苗条的身材而减肥

◎进行严格的饮食管理

这里所说的严格的饮食管理，通常包含以下这些具体做法：

不仅严格控制食物的热量，而且长期坚持所谓的"健康长寿的饮食法"，如吃大量蔬菜、不吃肉、远离油脂、断食，或是为了维持身体健康而食用果昔等代餐。

当然，并不是说这些做法不好。只是很多女性的健康理念出现了偏差或过于关注身体健康，反而让自己陷入了营养不良的境地。

明明初衷是备孕，结果这一系列的努力反而让身体变得不易怀孕。还有什么比这样的事更令人感到遗憾的呢？

基于这样的现实情况，我的想法更加坚定：不孕治疗固然重要，但合理搭配饮食，改善身体状态，以变得易于受孕，也同样不容忽视。

# 饮食习惯真的会对怀孕产生影响吗

饮食习惯会影响怀孕吗?

如果有患者提出这样的疑问,现在的我一定会十分肯定地回答:"会!"

一直以来,从事不孕治疗的医生几乎很少关注患者在饮食习惯方面的问题。这主要是因为对于那些受不孕问题困扰的女性患者来说,时间实在太紧迫、太宝贵了。因此,比起改善饮食,医生往往更倾向于立即开始不孕治疗,因为这些治疗更有希望获得立竿见影的效果。

而饮食方面的调整终究需要靠患者自己去下功夫。对于医生来说,这原本就超出了他们的专业范围,他们也没有足够的能力为患者进行这方面的指导。

在当今的妇产科学医疗界，主流观点认为饮食习惯对怀孕没有太大的影响。这是因为到目前为止，还没有相关的研究结果能够证实饮食习惯与怀孕之间确实存在关联性。

日本出版的一本名为《有助于怀孕的饮食习惯》的书首次从流行医学的角度阐述了有助于怀孕的饮食习惯。该书主要论述了哈佛大学以女护士为调查对象，展开大规模流行医学调查得出的结论，主张合理的饮食可以帮助改善女性的排卵障碍。而排卵障碍正是导致女性不孕最主要的原因之一。

不过，这个结论归根结底针对的只是改善排卵障碍这个层面。对于我们这些专门从事辅助生殖工作的医生而言，排卵障碍其实并不是最棘手的问题。

其实，就当下在不孕专科医院治疗的大部分女性患者的情况而言，她们所面临的最大问题是随着年龄的增长，卵子数量减少和质量下降。

在做试管婴儿的过程中，从女性体内取出卵子的操作被称为"取卵"。取卵之后，医生会每天通过显微镜观察受精的过程及受精卵的分裂情况。

从某种意义上来说，与希望怀孕的女性患者相比，医生与卵子打交道更加频繁，对卵子的了解也更多。但卵子的状态是否会受到饮食习惯的影响，这对于我们来说也依然是一个待解之谜。

在2016年举办的日本生殖医学会学术演讲会上，演讲的主题多达500个，但其中只有3个是有关营养问题的。

在做试管婴儿的过程中，如果取卵后的胚胎移植（将受精卵放回子宫）以失败告终，女性患者通常会向主治医生询问"今后需要在哪些方面更加注意"，但她们往往很难得到特别明确的答复。许多一直受不孕问题困扰的女性总觉得自己应该为怀孕付出更多的努力，因此她们会在网上搜索各种有价值的信息并加以实践。

有些人开始意识到需要彻底改变一直以来"毫无节制"的生活，有些人开始尝试"健康长寿的饮食法"或减脂餐，有些人下定决心开始减肥或跑步锻炼，有些人开始尝试瑜伽、中药、针灸或艾灸等调理方法，还有些人甚至会去那些据说十分灵验的寺庙拜一拜，祈求早日怀孕。

想必大家也会在情感上理解这些做法或者尝试吧。

实际上，造成这种局面的主要原因是我们这些妇产科医生没有给患者提出恰当的建议。更准确地说，我们这些医生其实并不知道应该如何在生活习惯方面给患者提出更加合理、恰当的建议。

# 女性一生中的卵子数量是有限的

正如我在前一小节中提到的，对于许多存在不孕问题的女性来说，最大的问题就是随着年龄的增长，卵子的数量在不断减少，并且卵子的质量也在不断下降。

这对于我们这些长期和卵子打交道的妇产科医生来说，是一个显而易见的事实。

然而，一些女性天真地以为等想要孩子的时候再考虑怀孕就可以了，不必考虑年龄问题，甚至很多受不孕问题困扰的女性根本不知道这个自然规律。

十几年前，日本NHK纪录片频道播出了一部名为《想生却不能生——卵子老化带来的冲击》的纪录片，在民众间引起了强烈的反响。很多人通过这个节目才了解到"卵子会老化，女性35岁之后怀孕难度会变大"的事实，并且内心受到了强烈的冲击。

人体的绝大多数细胞都处于不断新陈代谢的状态。
例如：

◎ 骨骼……每3~5年更新一次

◎ 血液……每4个月更新一次（红细胞更新周期约120天）

◎ 胃……约5天更新一次

◎ 肌肉、肝脏……每2个月更新一次

◎ 小肠……每2天更新一次

◎ 皮肤、头发……每个月更新一次

不过，有一种细胞却是例外。它永远都不会更新替换，这种细胞就是生殖细胞。

当女性还在母亲的子宫内时，她们所有的卵子就已经在体内形成。也就是说，当你还是一个生活在妈妈子宫里的胎儿时，你的卵巢里就已经形成了未来一生中将要排出的卵子。

在女性首次排卵，即初潮来临之前，这些卵子在卵巢内一直处于休眠状态。

当女性迎来初潮后，其体内的卵子数量就会随着年龄的增长而不断减少。换句话说，女性在胎儿时期拥有的卵子数量是最多的。

与每天都会更新替换的精子相比，卵子的这种特性确实令人不可思议。

男性体内的精子每天都会更新替换，因此无论什么时候都处于最鲜活的状态。即便是年纪很大的男性也同样如此。相比之下，卵子虽然从女性出生之后就一直被保存在体内，并且女性初潮后每个月排出的卵子也是最新发育成熟的。但实际上，这些新排出来的卵子有的已经在卵巢内经历了20年，甚至30年的时光。

为了肚子里的胎儿能够健康发育，孕妇需要摄取大量优质的营养素，这是大家都懂的常识。因此，为了胎儿的健康成长，同时也为了让分娩过程更加轻松，很多孕妇都会十分注意自己在孕期的饮食。

然而，很多生殖医疗领域的专家学者们一直认为，对于永远不会更新替换的卵子而言，它并不会因为身体摄入更丰富的营养就改变这一特性。因此，即使调整了饮食营养搭配，也无法让卵子的质量变得更好或者提高试管婴儿的成功率。

# ● 身体的营养状况确实会影响卵子的数量

　　我在前面也曾提到过卵巢储备功能，实际上我们可以通过抗米勒管激素（AMH）检查来确认体内还剩余多少卵子。

　　AMH是卵泡在发育过程中分泌的一种激素。通过检查该激素的水平可以在一定程度上了解女性卵巢内还储存着多少卵子。这项检查在实际的不孕诊疗过程中发挥着十分重要的作用。

　　从下一页的"各年龄段的AMH水平变化趋势"示意图中下行的趋势线可以看出，女性AMH水平会随着年龄的增长而不断下降。AMH水平下降意味着做试管婴儿时能够采集的卵子数量越来越少。

　　示意图中呈点状散开的是个体的AMH数值。仔细观察我们就会发现，每位女性的AMH水平差异很大。有些20多岁女性的AMH数值非常低，有些40多岁女性的AMH数值却高于20多岁女性的平均水平。这说明AMH水平存在非常明显的个体差异。

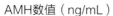

各年龄段的AMH水平变化趋势

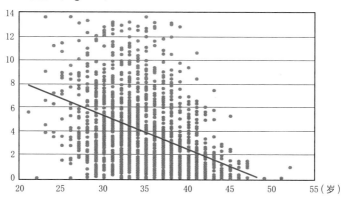

AMH数值（ng/mL）

过去的女性通常20多岁就会结婚，并在35岁之前完成怀孕生子。因此，女性卵子储备方面的问题没有受到过多的关注。

现如今，直到40岁左右才结婚的人越来越多，女性在卵子储备功能方面的个体差异就成为一个极大的问题。例如，很多在35岁之后结婚的女性，婚后一年左右到医院做孕前检查，结果通过AMH检查发现自己的卵巢储备功能极低，并被医生建议尽快做试管婴儿。不难想象这些女性面对这样的结果时内心有多么慌乱和不知所措。

虽然造成卵巢储备功能个体差异的因素有很多，但那些AMH水平极低的38岁左右的女性，大多数都具有本章节开头提到的那些特征，如身材纤细姣好，十分关注身体健康，注重饮食搭配，为备孕付出了很多努力等。

相反，我接触过不少身材相对丰满的女性，她们即使过了40岁，卵巢内储备的卵细胞数量依然很多，在做试管婴儿手术的过程中也能够顺利采集到足量卵子，怀孕的过程一般都比较顺利。

一直很注意自己的日常饮食，并为备孕付出巨大努力的人却迟迟无法怀孕，而那些不怎么注意饮食、身材微胖的女性却更容易怀孕。这种现象背后的原因确实值得我们思考。

这里需要说明一下，微胖女性似乎更容易患上多囊卵巢综合征（PCOS），即卵巢内的卵泡内膜过度增生导致排卵困难。但微胖仅仅是这种病的一个表象，并不能说明根本性问题。而多囊卵巢综合征患者的胆固醇水平通常都很高，这一点促使我开始思考这两者之间是否存在着某种联系。或许，包括身体的营养状况在内，某种特别因素在起着关键性作用。

于是，我开始着手研究代谢综合征的重要指标之一——总胆固醇与AMH水平之间的关联性。通过研究我意外地发现胆固醇水平越高的女性，AMH水平也越高。相反，胆固醇水平越低的女性就会越早出现卵巢储备功能下降的问题。

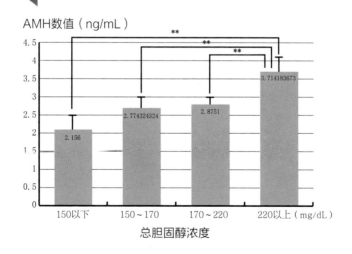

# 人体关键的营养素——胆固醇

　　当我开始猜想对于怀孕来说最为关键的营养素是否就是胆固醇时，已经有一项研究证实了我的这一想法。

　　这一研究成果来自日本宗田妇产医院院长及妇产科医生宗田哲男。

　　针对那些患有妊娠糖尿病的孕妇，宗田医生采用的主要治疗方法是通过营养管理限制糖类的摄入。他通过对许多新生儿及胎儿的脐带血（脐带中的胎儿血液）和胎盘绒毛（细长的根状物，在子宫内膜上扎根形成胎盘，胎儿通过这些细根与母体交换氧气及营养素）中的酮体浓度进行检测，于全球首次发现新生儿及胎儿的酮体浓度达到了标准值的20～30倍。宗田医生将他的这一研究成果发表在其著作《生酮饮食——现代人的健康救星》一书中。

　　对具体内容感兴趣的读者可以读一读宗田医生的这本

书。由于篇幅关系，我在这里只介绍宗田医生的这项研究中与不孕相关的部分。

首先，我简单介绍一下酮体。

一直以来，人们普遍认为只有摄入充足的葡萄糖才能确保肌肉和内脏维持正常活动，葡萄糖是维持大脑功能所需能量的唯一来源。

实际上，这种观点是错误的。

人体的能量来源有两种，一种由葡萄糖提供，另一种则由酮体提供。

我们从日常饮食中摄入的糖类在体内被分解后会形成葡萄糖来供应能量，因此进餐后人体血液中的葡萄糖浓度（血糖值）会上升。血糖值通常在餐后2小时左右恢复到原有的水平，这时多余的葡萄糖会被运输至肝脏合成糖原，作为能量储备。

酮体是脂肪分解的产物，当葡萄糖提供的能量不足时，身体就会将酮体作为能量的供给源。

当人体不再摄入糖类时，代谢系统就会发生改变，转而通过分解脂肪来为机体提供必要的能量。酮体就是脂肪分解过程中的一种产物。

这么解释可能有点复杂，可以参照第019页的图示帮助理解。

在物质匮乏的原始时期，女性在孕期无法像现代人一样随意地摄入大量的糖类。因此，女性成功怀孕之后，在其体内不断发育的胎儿的能量可能不是全部来源于母体的葡萄糖，而有一部分来自酮体。

血液中的酮体增多，即酮体偏高曾被当作一种危险指标，会对人体健康造成重大威胁。

之前在新生儿重症监护中心（NICU）工作时，前辈也曾教导我说新生儿头部的能量全靠葡萄糖供给，血糖值过低会导致新生儿的脑部留下后遗症。因此，我在工作中总是十分频繁地监测新生儿的血糖值，丝毫不敢松懈。

然而，通过研究发现，胎儿和刚出生不久的新生儿体内的酮体值都处于偏高的水平。在孕早期，即怀孕6周前后，胎儿的酮体就处于非常高的水平。同时，根据脐带血和胎盘内组织液的酮体水平可以判断，酮体并不是在胎儿体内合成的，而是由胎盘产生的。

换句话说，在胎儿及新生儿体内发生的代谢过程并不是糖代谢，而是脂质（酮体）代谢，即能量的供给可能部

## 人体产生能量的3条途径

| 第1条途径 | 第2条途径 | 第3条途径 |
|---|---|---|
| 糖酵解 | 糖异生 | 酮体体系 |

| 碳水化合物（糖类） | 蛋白质 | 中链脂肪酸体内的甘油三酯 |
|---|---|---|

|  | 在必要时 | 当葡萄糖消耗完时 |
|---|---|---|

| 葡萄糖 | 氨基酸 | 酮体 |
|---|---|---|

多余部分　　　　多余部分

| 糖原（暂时储存在肝脏） | 甘油三酯（储存在脂肪细胞中） | 葡萄糖 |  |
|---|---|---|---|

7~8小时消耗完毕　　　　在必要时

**由葡萄糖提供能量**　　　　　　由酮体提供能量

大脑及身体的能量供给源有葡萄糖
和酮体两种

分来源于脂肪分解。

宗田医生在其著作中指出，"酮体代谢才是我们人类原本的代谢方式"。这是因为古代的物质条件十分有限，人们没有办法为新生儿提供十分充足的营养；而女性具有在胸部及臀部囤积大量脂肪的身形构造，正是为了确保遇到食物匮乏等危机时，母体可以依靠分解脂肪为胎儿及婴儿提供维持生命所需的能量。实际上，母乳中30%的营养成分都是脂肪。

此外，还有一个妇产科医生都了解的事实，那就是到了孕晚期，母体的胆固醇水平会上升。

胆固醇归根结底是一种脂质。宗田医生的研究数据表明，无论是否限制糖类摄入，正常孕妇都比非孕期的女性更容易出现酮体。

根据上述事实，我们就不难理解为什么孕妇的胆固醇水平在孕晚期会上升了。这可能是胎儿需要母体为其提供脂肪和蛋白质而产生的结果。

于是，我开始着手对女性患者在取卵时的卵泡液、静脉血的血糖值以及酮体水平展开研究。

首先，通过检测发现卵泡液和静脉血的酮体值分别为

181.1μmol/mL、185μmol/mL，并未呈现出宗田医生的研究数据中那种显著性的差异。但在实际诊疗过程中，酮体值一旦达到70μmol/mL就被判定为异常。卵泡液和静脉血的酮体值超出正常范围的上限，说明女性体内在取卵期间可能就已经存在一定量的酮体。进一步分析数据，我发现发育成熟的卵泡数量越多雌激素水平就越高，同时，酮体水平也会成比例上升。而葡萄糖水平并没有出现类似的变化趋势（请参照第023页图表）。

值得一提的是，在实施辅助生殖的医疗过程中，受精卵会被放入特殊的培养液进行培养。授精后的前3天使用的是丙酮酸，而之后使用的则是葡萄糖营养液。据说这种做法是基于对兔子输卵管内的成分进行多方研究得出的结果。我也曾咨询过当时的研究人员，得到的反馈是他们并没有针对酮体展开过相关研究。这可能是由于初期胚胎的糖酵解系统尚未发育，因此需要靠丙酮酸提供营养素。而我的猜想是在胚胎的发育过程中，酮体可能发挥着重要的作用。

目前，我正在对输卵管内的酮体展开研究。这一研究很可能会在今后改变胚胎培养液组成成分，有效提升胚胎发育的成功率。不过也有研究表明，孕妇长期酮体阳性会对胎儿脑部产生不良影响。因此，一定要根据自身情况适量摄取脂肪和胆固醇，不用惧怕摄入脂肪，但也不能过度摄取。

其实，不孕治疗很容易轻视营养方面的指导。

当然，改善饮食并不能让你马上就怀孕。但有一点可以肯定，那就是如果能够在接受不孕治疗的同时注意饮食方面的调理，怀孕的成功率就会大大提升。

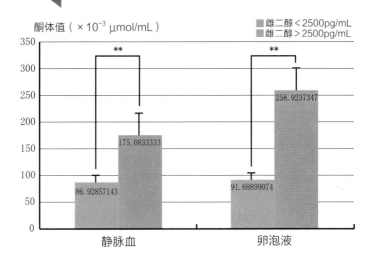

不同雌激素（雌二醇）水平下的酮体值

酮体值（×10⁻³ μmol/mL）

■ 雌二醇＜2500pg/mL
■ 雌二醇＞2500pg/mL

**

**

175.0833333

86.92857143

258.9237347

91.68899074

静脉血　　　　　　　卵泡液

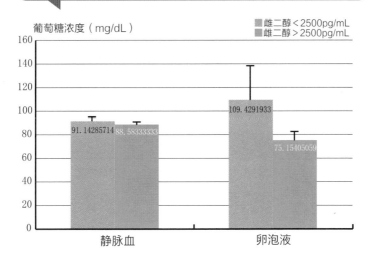

不同雌激素（雌二醇）水平下的葡萄糖浓度

葡萄糖浓度（mg/dL）

■ 雌二醇＜2500pg/mL
■ 雌二醇＞2500pg/mL

91.14285714　88.58333333

109.4291933

75.15405059

静脉血　　　　　　　卵泡液

## 优质脂肪具有很好的助孕效果

当听到通过改善饮食提高体内的胆固醇水平这个建议时，估计不少人都会感到吃惊和不解。即使被告知适当地摄入一些脂肪对身体有好处，想必大多数人也会犹豫不决，不敢照做。

一直以来，脂肪总是给人们不太好的印象，如"脂肪（油）=不能多吃的东西""脂肪=发胖""脂肪=大大增加罹患心脏疾病的风险"等。因此，市面上各种低脂及能够降低胆固醇水平的食品大受欢迎。

不过，现在大家已经不需要犹豫了。因为，一直以来所宣传的营养学观点其实是有偏差的。

我们之所以对脂肪深恶痛绝，其源头其实是美国的安塞尔·季斯博士在20世纪50年代发表的一篇名为《摄入过多的动物性脂肪将会引发一系列疾病》的文章。

在当时的美国，心肌梗死等冠状动脉疾病成为死亡的主要原因，于是医学界开始关注并开展相关的病因调查与研究。季斯博士以7个国家为调查对象，针对各国民众的饮食习惯及罹患心血管疾病的风险程度展开调查，最终得出了"动物性脂肪（饱和脂肪酸）是引发心血管疾病的罪魁祸首"这一结论。

随着这一研究成果的公布，人们的观念也开始发生转变，大家认为植物性脂肪优于动物性脂肪，因此需要尽量控制动物性脂肪的摄入量。如果一定要摄入，也要避免吃培根、牛奶、黄油等含有动物性脂肪（饱和脂肪酸）的食物，而尽量选择含有植物性脂肪（不饱和脂肪酸）的食物。

1977年，美国政府公布了膳食指南《美国人的饮食目标》，为美国人提供饮食指导。该指南建议人们减少30%的动物性脂肪的摄入，并尽量不吃黄油，通过减少动物性脂肪的摄入来降低心血管疾病的患病风险，并在此基础上增加碳水化合物的摄入比例。

但实际效果如何呢？这种饮食调整真的有助于降低患病风险吗？答案是否定的。

通过数据对比，研究者发现虽然2000年人们的动物性脂肪摄入比例从1971年的36.9%下降到了32.8%，但肥胖率却从14.5%上升到了30.9%，增加了不止1倍。此外，糖尿病的患病率也大大增加了。

美国针对5万名绝经女性展开了长达8年的跟踪调查，结果发现以低脂和蔬菜为主的饮食并不能有效降低总胆固醇水平，也无法降低罹患心血管疾病、乳腺癌及大肠癌的风险。

但一直到2015年才有专家指出了一个极具冲击力的事实：《美国人的饮食目标》倡导的做法其实是错误的，低脂饮食并不健康！

确实如此，脂肪并不是我们的敌人。

2007年，日本动脉粥样硬化学会颁布了新版的《动脉硬化性疾病预防指南》，该指南不再将总胆固醇数值作为脂质异常症的诊断标准。2015年，美国的饮食生活指南也删除了限制摄入高胆固醇食物的相关内容，随后日本也取消了相关建议。

在这样的背景下，同时考虑到前面所介绍的总胆固醇水平与AMH值二者之间的关系，我建议有备孕计划的女性从孕前阶段就开始努力将体内的总胆固醇数值提高到一定的水平。

不知道大家是否听说过"完美无缺咖啡"?

美国硅谷的IT企业家大卫·雅思培投入巨额资金并亲自尝试各种各样的健康疗法,希望找到一种能够强健身心的方法。在其著作《硅谷式改变自我的最强饮食》中,"完美无缺咖啡"被称为"最完美的早餐",因此备受瞩目。

我每天早上都会喝一杯"完美无缺咖啡"。这种咖啡的核心成分是严选优质咖啡、MCT油(从椰子油中提炼的中链脂肪酸甘油三酯)以及100%草饲黄油。喝完之后,注意力会变得更加集中,整个人也会变得精神饱满、元气十足。

值得注意的一点是,这款咖啡添加了黄油和椰子油。这两种油含有大量的饱和脂肪酸,而饱和脂肪酸一直以来都被认为对身体健康有害。我在前面介绍了酮体的作用,而完美无缺咖啡里包含的脂肪,尤其是MCT油正好可以帮助人体快速增加身体所需的酮体。我们的注意力之所以能够变得更集中,正是由于酮体为大脑提供了充足的能量,让血糖值保持在比较稳定的水平。

诸如此类，一些最新的健康指南已经开始关注优质脂肪，并致力于最大程度地挖掘其功效。

不过需要注意的是，虽然脂肪对健康有益处，但并不是所有的脂肪都是好脂肪。有一些脂肪对身体有好处，但也有一些脂肪会危害身体健康。关于好坏脂肪的区分，我将在第3章进行详细介绍。

# 限制糖类摄入有助于延缓卵子老化

如今，通过限制糖类摄入，达到控制体重的目的的做法已经深入人心。

在日常饮食中减少摄入面包、米饭、乌冬面等主食及甜食等含糖量较高的食物，已经成为大多数人都认可的一种减肥方法。

当摄入含糖量较高的食物后，我们的血糖值就会急速上升，身体也会储存脂肪。换句话说，选择食物时我们应当尽量避开的不是脂肪而是糖类。

但需要强调的一点是，限制糖类摄入虽然有助于控制血糖并降低体重，但是否有助于治疗不孕症，一直以来都未有定论。

日本神野妇科医院的神野正雄医生在他的一项研究中帮我们解答了这个疑问。

在介绍这项研究成果之前，我先简单地说明一下糖化反应。

最近，很多女性杂志的美容专栏和电视台的健康栏目都会经常提及"糖化反应"这个词，相信不少读者已经对它十分熟悉。

说得更通俗一点，糖化反应就是我们的身体被"烧焦"了。

人体内的蛋白质与多余的糖类结合引起蛋白质的性质发生改变、劣化，最终形成糖基化终产物（AGEs）。AGEs具有很强的毒性，大量积聚后就会形成引起机体老化的物质。

AGEs可以在身体的任何部位积聚并加快身体老化的进程。沿用上面通俗的说法，就是我们身体的各个部位都出现了"烧焦"的痕迹。最明显的例子就是我们的皮肤出现斑点、皱纹及松弛等，但实际上AGEs引起的老化远远不止这些。

根据积聚的部位不同，AGEs还会引发阿尔茨海默病（AD）、脑梗死、心肌梗死等心脑血管疾病，以及白内障、骨质疏松症等各种各样的疾病。

卵子当然也无法幸免AGEs的侵害。患者体内积聚的AGEs越多，体外受精或显微受精的成功率就越低。神野医生正是着眼于二者之间的这一关联性开始着手研究AGEs与卵巢功能障碍之间的因果关系。神野医生在其研究论文中首次指出了AGEs与卵巢功能障碍、体外受精成功率之间的关联性。神野医生的研究证实，AGEs水平越高的患者，其卵泡发育、受精及胚胎发育的质量就越差。

而AGEs水平比较低的患者，即使超过35岁也能取到很多卵子。在通常情况下，女性40岁之后卵子的数量才开始快速下降，但那些AGEs水平比较高的患者一旦过了35岁，可采集的卵子数量就会急速下降。

而受孕成功率方面的差异就更加明显了。AGEs积聚比较严重的女性，一旦超过30岁，其受孕的成功率就会显著下降。

神野医生在结论中指出，上述这些证据足以证明是AGEs加快了卵巢及卵子的老化速度。

# 建议坚持"高蛋白、低糖类"的饮食

我们是否可以通过控制糖化反应来延缓卵巢及卵子的老化速度呢？

在日常饮食中不摄入任何糖类显然是不现实的。只要我们还活着，身体就不可避免地会发生一定程度的糖化反应。但可以肯定的是，我们可以通过调整饮食生活有效延缓糖化反应的进展。

控制糖化反应，最关键的是抑制AGEs的吸收，防止血糖值急速上升，避免高血糖的状态持续过长时间。

换句话说，预防糖化反应的关键就是"避免血糖水平急速上升"。具体来说，就是要将随机血糖水平控制在7.8mmol/L以下。

近年来，简易血糖测试仪已经十分普及，人们在家就能自行监测血糖变化。大家也可以自己在家测一测，观察一下当糖类摄入过多时血糖值会飙升到什么程度。这样一来，我们就会逐渐认识到恰当的用餐顺序及合理的饮食搭配对于控制血糖有多么重要。

既然提到了控制糖类的摄入，那么我在这里也简单地聊一聊糖尿病。

关于糖尿病的治疗，我想给大家简单地介绍一项非常有意思的研究成果。这是一项在日本福冈县久山町及山形县舟形町展开的调查研究。

一直以来，有关如何远离糖尿病的饮食指南总是强调一定要保证低热量，而糖类反而可以不用特别在意。然而，这项调查研究的结果表明，接受这种饮食指导的人群患糖尿病的概率，反而比那些未接受任何饮食指导的人群要高得多。这说明为了远离糖尿病而追求低热量、高糖类饮食反而加快了糖尿病的发展。

那么，饮食对于妊娠是否也会产生同样的影响呢？

正如我在本章开头提到的那样，越是那些比别人更注重健康管理、平时严格控制热量摄入的女性，她们的卵巢储备功能反而越差。看似非常"健康"的饮食，反而对身体有不好的影响。

"明明自己付出了这么多努力，可为什么就是怀不上孩子呢？"估计很多不孕女性都有这样的困惑。相信大家能够在本书中找到满意的答案。

美国妇产科医师学会（ACOG）的一项研究表明，每天摄入的热量中，蛋白质和糖类所提供的热量占比分别高于25%、低于40%的女性，她们体外受精的成功率要比蛋白质和糖类提供的热量占比分别低于25%、高于40%的女性高出4倍之多。

这说明高蛋白、低糖类的饮食有助于提高怀孕的成功率。不过，需要注意的一点是，也不可过度限制糖类的摄入。

过度控制摄入的热量容易降低女性怀孕的概率。很多人开始尝试控制糖类后就会沉迷于其中无法自拔，导致摄入的热量越来越少。坚持低热量饮食后体重越来越轻，这虽然能够达到减重的目的，但同时也会导致怀孕越来越困难。

为了健康而控制糖类的摄入，结果却导致身体陷入营养不良的状况，这显然本末倒置了。一定要在确保不摄入过量糖类的同时按比例补充充足的蛋白质和优质脂肪。

总之，只控制糖类的做法是不健康的。与其无下限地减少糖类的摄入，不如在日常饮食中牢牢记住并切实地做到避免吃一些容易导致血糖急速上升的食物。

# 维生素D的神奇功效

还有一种值得备孕女性特别关注的营养素，那就是维生素D。

维生素D因具有免疫调节等功能，近年来在医疗保健领域备受关注和重视。

维生素D不足将导致机体免疫力下降，影响身体对抗疾病的能力。实际上，维生素D对于妊娠也起着十分重要的作用。

下面我将从三个方面进行介绍。

第一，超过40岁的女性，其血液中的维生素D浓度越高，AMH水平（卵巢储备功能）也就越高。

这是以388名女性为调查对象，并将她们分为35岁以下、35～39岁及40岁以上3个组，然后分别统计她们血液内的维生素D浓度与AMH水平之间的关联性得出的结论。这项调查研究表明，40岁以上女性的AMH水平与维生素D的浓度成正相关。

也就是说，对于那些希望生育的高龄女性，缺乏维生素D容易导致卵巢储备功能下降。

第二，体内维生素D浓度越高的女性，体外受精的成功率也越高。

我们收集了84名做试管婴儿的女性取卵时的血液及卵泡液，并对其中的维生素D浓度（25羟维生素D）进行了检测。由于血液与卵泡液的浓度存在关联性，且维生素D的浓度还受人种及肥胖等因素的影响，因此我们对基础数据做了一定的修正。最终我们发现，卵泡液中维生素D的浓度每上升1ng/mL，怀孕的成功率就会增加6%。

第三，维生素D可以降低习惯性流产的风险。

美国的一个研究团队以133名经历过3次以上习惯性流产的女性为调查对象，对她们血液中维生素D的浓度与自身抗体等免疫标志物之间的关联性，以及试管婴儿手术过程中维生素D对细胞免疫的影响展开了调查，结果发现其中有63名女性存在维生素D不足问题，浓度均低于30ng/mL。与维生素D浓度正常的女性相比，这些女性普遍存在抗磷脂抗体、抗核抗体、抗ss-DNA抗体及抗甲状腺过氧化物酶抗体阳性的情况，而这些因素均可能导致习惯性流产。

此外，研究还发现维生素D不足的女性，她们体内的自然杀伤细胞（NK细胞）也偏高，更容易出现NK细胞功能障碍，从而引起习惯性流产。

综上，诸多事实表明，对于怀孕来说维生素D是一种极为重要的营养素。

# ●女性的很多不适症状与缺铁紧密相关

实际上，女性缺铁是促使我接触营养疗法，并开始关注营养状况与怀孕之间关联性的一个重要契机。

经常有患者向我倾诉身体出现的不适——"最近我头痛越来越厉害，尤其是生理期之前……"

当时我并不清楚导致患者头痛的具体原因，因此通常只是建议患者到医院的脑神经外科做个检查，但这些患者的回答差不多都是"已经去医院看过了，医生只说是偏头痛"。以前的我也并不觉得这个诊断有问题。

但现在，我会跟患者说："你的这个情况很可能是缺铁引起的贫血。"

据统计，那些长期被头痛折磨的女性，有70%～80%是贫血引起的。

除头痛之外，大家是否还有早上起不来、容易焦躁、肩部酸痛等症状呢？其实，这些症状很可能也是缺铁引起的。

此外，通过内科检查我发现这些患者还有一个共同特点，那就是她们的脚部总是有很多淤青。一开始我以为是她们经常穿高跟鞋，走路时难免磕碰或者摔跤导致的。但询问患者本人后，她们都告知并没有磕碰或摔跤的经历。

诸如此类，身体一旦缺铁就会出现各种各样的不适症状。

摄入充足的铁等营养素，将会让我们的生活状态发生巨大改变。为了让更多女性切实感受到这一点，我在诊疗过程中也加入了一些相关的营养疗法。补充铁将会给我们的身体带来一系列好处。例如：

◎气色变好

◎缓解头痛、基础体温升高

◎不容易出现淤青（促进胶原蛋白合成）

◎不容易感冒（与白细胞、免疫功能相关）

◎缓解焦虑

铁作为一种十分重要的营养素，还可以帮助女性有效缓解怀孕前出现的一系列不适症状。

关于铁与怀孕之间的关联性，我将在第2章进行详细介绍。

# 这些因素也会影响怀孕

　　本节我继续介绍其他几种也会对怀孕造成影响的因素。

　　1. 太瘦（减肥）产生反效果

　　我在本章的开头也提到过，极端的减肥或热量控制、过度的体能训练及其他一些被大家认为对备孕有好处的做法，如果没有做到适度就很容易引起营养不良，进而导致不孕。

　　据说日本演员优香女士做减肥计划时，樫木裕实教练就对她提出了"既不要太胖也不要太瘦，身材既要圆润又要紧实"的目标。如果你在减肥过程中发现皮肤变得十分干燥、指甲也变得很粗糙，这就说明你的减肥方法是有问题的。希望正在备孕的女性朋友们也能将樫木裕实教练对优香女士提出的减肥要求作为自己的目标。记住，在备孕过程中，一定要保证充足的营养摄入。

### 2. 甲状腺异常导致怀孕困难

近年来，患有甲状腺功能减退症（甲减）的年轻女性越来越多。甲状腺属于分泌激素的内分泌器官，与怀孕有着十分紧密的联系。

近几年，美国不孕学会也开始关注女性的甲状腺功能与不孕的关系。

美国内分泌学会开始尝试研究降低促甲状腺激素（TSH）的标准值。研究人员也开始关注那些没有显著症状的潜在性甲状腺功能减退症是否也会对怀孕、流产及胎儿的发育产生不良影响。

虽然目前还没有十分确凿的研究数据加以佐证，但不可否认的是，甲状腺功能与怀孕之间确实存在着密切的关联性。目前，我们医院主要通过血液检查来确认患者的甲状腺功能。

### 3. 肠道环境是保证营养吸收的基础

无论饮食生活多么健康、摄入的营养对身体多么重要，如果没有健康的肠道有效吸收这些营养素，那就没有任何意义。这是我在实践营养疗法过程中获得的最为切实的感受。

肠道是人体用来消化食物并吸收营养的最关键的器官。每个人的肠道环境差异极大，同时肠道功能也是引起各种疾病的重要因素。

不仅如此，肠道内的菌群还会对我们的精神状态产生巨大影响。它们不仅可以合成各种维生素、激素，帮助激活免疫细胞，还能合成被称作"快乐物质"的血清素及多巴胺等。

对于准备怀孕的女性来说，调整好肠道环境，为身心健康打好基础，这无疑是十分重要的。

### 4. 备孕前及时治疗幽门螺杆菌

肠道环境不好不利于营养的消化、吸收，同样的，幽门螺杆菌的存在也会阻碍营养素的吸收。

幽门螺杆菌是一种寄生在胃黏膜组织中能引起一系列

胃部不适的细菌。如不及时予以治疗，将会引起胃炎、胃溃疡等症状，更严重的还会发展成胃癌。

大部分幽门螺杆菌感染可能都发生在婴幼儿时期。这是因为儿童的胃酸酸性比较弱，因此更容易感染幽门螺杆菌。幽门螺杆菌的传播途径通常为母婴口腔传染，因此在年幼时期就感染上了这种细菌却一直没有表现出任何症状的人也不在少数。

因此，我建议女性朋友在备孕前做一下检查，一旦发现有幽门螺杆菌感染要及时治疗。基本上服用抗生素就能达到除菌效果。

# 从怀孕到分娩，营养疗法都能发挥神奇的作用

只有摄取了充足的营养素，
才能成功养成易孕体质。

——定真理子

# 改变饮食可以改变身体，甚至改变人生

我作为一名营养咨询师从业30余年，一直以来为许多深受不孕问题困扰的女性提供咨询服务。在这里，我最想对女性朋友们说的一句话就是"一定要多了解自己的身体，并且珍惜自己的身体"。这句话里包含了我从自己20岁出头时的痛苦经历中总结出的经验教训。

我自己就是一个通过营养疗法改变了人生轨迹的最好例子。

年轻时的我曾一味地追求瘦，想尽办法减肥。当时我减肥采用的主要方法是不吃东西和减少食量。在那段时间里，我几乎只吃魔芋或沙拉，体重自然是降下来了，最轻的时候还不到40kg。

然而，"终于瘦了"这种喜悦感并没有维持太久，因为我的身体随即出现了一个大问题——停经了。

除此之外，一直困扰我的痤疮（粉刺）在我瘦下来之后不仅没有消退，反而加重了。我的皮肤变得粗糙，身体也变得很差，可以说整个人的状态都糟糕透了。

起初，我还为一年里只来几次月经暗自高兴，觉得月经少更轻松。但渐渐地，我开始感到恐慌了，因为我迟迟没有怀孕。前往妇产科检查后，我被告知这种不规律的月经属于"无排卵月经"。这意味着我没有在正常排卵。我只顾着减肥而没有保证正常的营养摄入，最终酿成了恶果。

在那段日子里，我深受"不孕""肥胖"及"粉刺"的三重困扰，并且由于错误的调理方法，我每天都处于情绪起伏不定的状态。一想到这种状态要一直持续到老，我后背一阵发凉。

也就在那时，在给我治疗粉刺的皮肤科医生的指引下，我开始接触营养疗法。我十分幸运地遇见了我的导师金子雅俊医生，他是诺贝尔化学奖得主莱纳斯·卡尔·鲍林博士指导的最后一位日本籍学生。与金子雅俊医生的相遇，不仅改变了我的身体状态，也改变了我的人生轨迹。

很快我开始接受金子雅俊医生的营养疗法指导，那时我才知道原来自己已经陷入了极度营养不良的状态。

从那以后，我的生活方式就发生了翻天覆地的变化。不仅睡眠质量变好了，粉刺也开始消退，皮肤变得十分光滑。不久，我的月经恢复正常，体重也自然地慢慢下降，正当大家都夸我变漂亮了的时候，我的肚子悄悄迎来了期待已久的小生命。婚后第9年，我终于成功怀上了大女儿。

5年后我又顺利怀上了儿子。我真的是单纯依靠营养疗法成功怀孕的，从怀孕、分娩、产后调理直到现在60岁了，我都在坚持营养疗法。

坚持营养疗法让我在整个怀孕期间都没有出现特别的不适。既没有孕吐，也没有出现孕期常见的贫血、疲乏等不适症状。此外，由于我在整个孕期的精力都十分充沛，分娩过程也比较顺利。

同时，我的产后生活也比较轻松，身体恢复得快，这也是营养疗法的特色之一。营养疗法不仅可以让妈妈为宝宝提供充足的母乳，也让宝宝更好带。很多妈妈都向我反馈她们养育小宝宝的过程十分轻松愉悦。

我从怀孕前就开始坚持营养疗法，并且在怀孕期间也持续保证摄入均衡的营养素。我还把自己的宝宝称为"维生素宝宝"。维生素宝宝出生后不容易生病，生长发育十分健康。值得一提的是，生完孩子后我很快就回到了工作岗位，并且从来没有因为孩子生病请假而耽误工作，有些同事甚至都不知道我有小孩。

营养疗法给妈妈和宝宝带来的好处不胜枚举。我之所以如此肯定，是基于通过我的指导最终顺利分娩的妈妈们和宝宝们的真实状态而得出的结论。

不仅如此，营养疗法对于美容和延缓衰老也具有极好的效果。

除了皮肤变好、头发变得有光泽、在保证营养的前提下健康地瘦身等肉眼可见的变化之外，身体内部状态也会得到改善，让人由内而外地变得精力充沛、活力四射。这样一来，整个人看起来自然就会比实际年龄年轻得多。比如我现在已经60多岁了，但我的头发依然浓密，脸上既没有老年斑，也没有皱纹，每天早上都能精力充沛地开启一天的工作。现在的我还是一个"空中飞人"，经常飞往各地出差，而且乐此不疲。

# 40岁以上的女性也可以通过"营养疗法"成功怀孕

　　我们医院每天都会接诊许多有着各种不适症状的患者。

　　成为一名营养咨询师之后，我开始为一些不孕的女性患者提供营养咨询服务。特别是2010年，我的第一本关于营养疗法与怀孕的书籍出版后，越来越多受不孕困扰的女性慕名前来问诊。截至目前，我已经为500多名超过35岁的女性提供了不孕问题的诊疗服务。

　　2014年全年因不孕问题前来就诊的女性患者有135名（包括复诊和未坚持营养疗法的患者），其中50名女性怀孕、23名女性顺利分娩。

　　在我接诊的这些患者当中，有的通过营养疗法一次就成功怀孕并顺利分娩，但也有人还没等到效果显现就放弃了营养疗法。

此外，顺利分娩的这些女性年龄都偏大，其中有8位超过40岁，其余15位超过30岁。从某种意义上说，这些女性在分娩时年龄偏大是必然的结果，因为她们当中的许多人都是在经历了各种各样的不孕治疗之后才开始尝试营养疗法的。当然，也有不少人是在专科医院接受不孕治疗的同时开启了营养疗法之路。

借着这次图书重新出版的机会，我再度整理并统计了相关数据，结果发现通过营养疗法最终成功怀孕、分娩的女性数量竟然如此之多，连我自己都感到十分意外。

下面我给大家介绍两个具体的例子。

**案例1** 原本已经不抱希望，没想到半年内就怀孕了

（K.T女士　42岁）

　　K.T女士在专科医院接受了整整3年的不孕治疗。

　　在这期间，她先后做了5次体外受精及胚胎移植，但都没有成功着床。她在41岁时第一次到我们医院就诊，当时她正等着做冷冻胚胎的移植手术。

　　在接诊时，我明显感觉到她在不孕治疗过程中承受着巨大的压力。3年的不孕治疗已经使她的神经处于高度紧张的状态，并且随着年龄越来越大，她几乎陷入了绝望的境地。就在这种状态下，她听说了营养疗法，于是来到了我们医院。用她自己的话说，只要对身体有好处的，她都愿意尝试。除了精神压力大之外，她还有失眠、手脚冰凉、焦躁、容易疲劳及脱发等症状。

　　经过进一步的血液检查发现，她不仅严重缺乏蛋白质、B族维生素和锌，还因缺乏维生素A和维生素E，给身体带来了极大的"氧化压力"。此外，她还严重缺铁。

　　不过，值得庆幸的是她体内的胆固醇处于正常水平。在体内胆固醇充足的情况下，营养疗法更容易发挥作用。但不利的是，她体内对怀孕起着极关键作用的维生素D处于极低的水平。

　　此外，检查报告还显示她的肝功能指标不太好。经过仔细询问，我们发现她在就诊期间每周会喝2次红酒，每次350mL左

右。她特别爱喝葡萄酒，以前几乎每天都要喝一点。同时，她的日常饮食结构中糖类偏多，每天除了正餐之外还会吃一些甜食或点心。

在了解了她的基本情况之后，我让她尽快开始调整自己的日常饮食。围绕"减少糖类"和"增加蛋白质"这两点要求，坚持少食多餐并戒掉甜食。如果想吃零食，就吃煮鸡蛋或坚果等以蛋白质为主的食物。同时要暂时戒酒。

此外，通过服用营养补充剂等方法及时补充体内缺乏的营养素，如具有补铁效果的铁红素、因压力过大而被身体大量消耗的B族维生素和维生素C，以及锌、维生素$D_3$、蛋白质等。

经过一段时间的调理，这位女士的营养状态得到了极大的改善。

令人高兴的是，开始营养疗法半年之后她就成功怀孕了。怀孕之后，她也继续坚持营养疗法，据说她的妊娠反应很轻，身边的亲友都说她孕期状态特别好。现在她已经平稳地进入了孕晚期。

K.T女士曾无比激动地对我说："在我对怀孕几乎不再抱任何希望的时候尝试了营养疗法，并且在半年内就成功怀孕了，这简直就是个奇迹！"

考虑到K.T女士本身的胆固醇水平正常，我主要指导她有针对性地补充体内极度缺乏的铁和维生素D等怀孕不可或缺的营养素。我想这正是她能够顺利怀孕的关键。祝愿并期待K·T女士顺利迎来一个健康的小宝宝。

案例2 改善体质后终于在44岁实现了当妈妈的愿望

（K.S女士　44岁）

　　K.S女士从38岁开始在专科医院接受不孕治疗。前后一共经历了8次人工授精、3次体外受精和4次显微授精，但遗憾的是一次都没有成功。

　　后来她在一位一起接受不孕治疗的病友的介绍下来到了我们医院，那时她已经42岁了。

　　刚到我们医院就诊时，K.S女士的身体质量指数（BMI）高达28（用来衡量人体胖瘦程度及是否健康的一个标准，标准值为18.5～25），属于容易发胖、不容易减重的体质。她有严重的便秘症状，皮肤状态极差，容易瘙痒、长湿疹，还会时常爆发荨麻疹。此外，她的痛经十分严重，来月经之前总是会出现焦躁、口腔干燥、牙龈出血、面部发红发烫等症状。

　　通过血液检查我们发现她严重缺乏蛋白质、B族维生素、锌、铁等营养素，同时维生素D和维生素E的水平也比较低。

　　还有一个更严重的问题是她的胆固醇水平非常低。此外，血糖调节功能异常导致她的血糖水平也很低，而胰岛素抵抗（将在第3章进行说明）又导致她很容易发胖。

　　血糖调节功能异常与怀孕存在着紧密关联。因此，我们要做的第一件事就是改善她的血糖调节功能。为此，我要求她在饮食中严格限制糖类的摄入，同时增加蛋白质的摄入占比，并且每天分5餐进食，其他不足的营养素则用营养补充剂来补充。此外，我还要求她坚持每天（1~2次）饭后散步20分钟以上。

她在就诊3个月和6个月时分别进行了复查。我们发现不仅她的胆固醇水平在逐步上升，而且其他的营养素水平也得到了改善。同时，她成功减重7kg，BMI指数也降到了24，身体状态有了明显的好转。

在坚持营养疗法一年之后，她的胆固醇数值完全达到了正常水平，其他的检查数据也都达到标准范围。这时，她的不孕治疗终于见效，她成功怀孕了。想到一直以来她为怀孕付出的努力和承受的压力，就不难想象当她得知自己怀孕时有多高兴。我想，这是她一路坚持营养疗法理应得到的回报。在怀孕期间，她虽然有一些妊娠反应，但整个过程都算比较顺利，最终成功分娩了一个健康的宝宝。

胆固醇和维生素D水平的改善，以及通过限制糖类、增加蛋白质摄入的饮食调整帮助她恢复了血糖调节功能，让K.S女士成功地养成了易孕体质。

K.S女士在44岁时终于生下一个健康的维生素宝宝，如愿成为一名妈妈。她表示自己的宝宝非常好带，育儿生活轻松愉快。

# 营养疗法帮助女性养成易孕体质的原因

简单来说，营养疗法就是一种通过向身体供应合理的食物（营养素）让身体细胞获得新生的疗法。

如今，"维生素C有助于预防感冒"几乎已被所有人熟知，这实际上就是营养疗法提倡的一种做法。营养疗法是一种"从细胞的维度考虑营养"的做法，因此其更准确的名称应该是"分子整合营养疗法"。

我们的身体由摄入食物中的营养素构成，并以此维持生命运转。营养疗法的基本要求是充足摄入身体所需要的营养素，让体内的每一个细胞都充满活力，从而让我们的身体更加健康。

大家都知道我们的头发、指甲及皮肤等的细胞每天都在新陈代谢。那么，我们看不见的身体内部又是什么情况呢？实际上，我们的骨骼、肠胃、子宫等部位的细胞时刻都在新陈代谢。

我们的身体由40万亿～60万亿个细胞组成。只有每个细胞都正常工作，才能确保我们的身体处于健康状态。而包裹细胞的细胞膜由磷脂、胆固醇和蛋白质组成，这些物质也全部来自食物的供应。

换句话说，细胞如何更新迭代取决于原材料，而这里的原材料正是我们摄入的食物。

血液检查可以帮助医生了解患者身体内部的状态。由于需要通过详细的血液检查获取相关数据，因此启动营养疗法的第一步就是抽血、验血。

当然，在此之前我们也会通过问诊了解患者每天的饮食内容，以及现有的不适症状，并推断她们缺乏哪些营养素。虽然同样都是血液检查，但我们检查的项目跟大家平时体检的项目不太一样。我们的检查项目非常多、非常细，这样可以帮助患者查出一些常规体检无法发现的问题。

接下来，我们会根据血液检查的结果对患者缺乏的营养素及均衡度进行评估，然后在此基础上给予患者相应的饮食指导。

每个人所需要的营养素种类及量各不相同。因此，患者在每天的饮食当中需要特别注意自己应该吃哪些东西，不能吃哪些东西。

不过，营养疗法所推崇的基本饮食法对任何人都适用。这种基本的饮食法就是"高蛋白、低糖类"。

我将在第3章中详细介绍"高蛋白、低糖类"的具体吃法，并说明这种吃法有助于养成易孕体质的原因。

除此之外，还有一样东西是践行营养疗法不可缺少的，那就是营养补充剂。

"依靠饮食指导难道无法彻底解决营养不足的问题吗？"估计很多人都会提出这样的疑问，答案是"不能"。这主要是因为现在的蔬菜水果中包含的营养成分已经不能与过去的蔬菜水果相提并论了，仅依靠一日三餐无法为人们提供身体所需的全部营养素。因此，我们会根据每位患者的检查结果确定他们需要的营养补充剂的剂量。可以肯定地说，营养补充剂能切实有效地为身体补充营养素。

同时，营养补充剂不同于药物，其成分与人体的组成成分相同，即都属于生物体体内物质，因此在合理的剂量下，不会像在不孕治疗过程中服用的促排卵药一样存在副作用。

对于那些暂时还不需要接受不孕治疗的女性来说，营养疗法没有任何负担，因此可以轻松地开始尝试。而对于那些正在接受不孕治疗的女性来说，如果能够在治疗的同时开启营养疗法，那么怀孕的成功率就会大幅增加。

通过营养疗法让体内的每个细胞都充满活力后，整个人会变得更健康、更美丽，也就更容易怀孕了。

# 很多女性都存在潜在性营养不足的问题

在开启营养疗法之前，我们通常会先进行血液检查，而检查结果往往让大部分女性患者感到不可思议。

因为无论当事人是否希望怀孕，她们中很多人都存在营养不足的问题。

根据我多年的接诊经验判断，80%的女性都存在潜在性营养不足。

"当今社会食物如此富足，大部分女性都为如何减肥而烦恼，怎么可能还有人营养不足呢？"估计很多人都有这样的疑问吧。

然而，营养疗法所说的"营养不足"不同于通常意义上的营养不足。在各类食物供应充足的年代，越是那些每天只吃自己喜爱的食物的人，越容易出现营养不足的问题。

换句话说，对于坚持这种吃法的人来说，超标的只是热量，而必要的营养素摄入量则远远不足。

令很多女性都感到困扰的头痛、手脚冰凉、睡眠质量差、痛经，甚至焦躁、抑郁等不适症状，在某种意义上都是潜在性营养不足导致的。

我们都知道维生素$B_1$或维生素C不足会引起脚气病或坏血病，但实际上像这种因缺乏某种营养素而出现明显症状的情况只是冰山一角。水面之下还潜藏着许多因缺乏某种营养素而引起的病症，如我在上文提到的那些症状及其他身体不适。

有些女性出现头痛或痛经等症状，但去医院检查并没有发现异常，于是患者只好放弃寻找病因，并打算一直忍耐下去。实际上，这些症状很可能就是缺乏某种营养素导致的。

很多来我们医院就诊的患者都会反映自己很容易疲倦，几乎每天都处于无精打采的状态。但一旦身体的营养跟上并达到真正意义上的健康状态之后，她们就会惊喜地发现自己的身体状态切实得到了改善——"每天都感到无比轻松自在""爬台阶一点也不费劲了""整个人变得积极向上了"，等等。她们终于体会到了"真正的自我"和"身体的最佳状态"。

身体的营养状态得到改善后，子宫内的环境也会逐渐好转。因此，我希望备孕的女性朋友们赶紧行动起来，确保自己的身体摄入充足的营养，调整好子宫环境，才能随时迎接宝宝的到来。

总而言之，只要身体的营养素充足，就能成功养成易孕体质。

# ●母体营养不足将对宝宝产生诸多不良影响

　　女性有生育计划，但身体却处于营养不足的状态，这意味着什么呢?

　　现在的日本女性依然崇尚以瘦为美，很多女性都拥有十分苗条的身材。同时，越来越多的准妈妈即使在孕期也依然想方设法维持原来的姣好身材。

　　女性在怀孕期间出现营养不足将会直接导致子宫里的胎儿营养不足，并且在婴儿出生之后一系列不良影响仍会继续。

　　当然，怀孕期间过于肥胖或体重增长过快也有问题。准妈妈在孕期过于肥胖容易引发妊娠高血压、妊娠糖尿病等病症。

　　但如果妈妈在孕期一直处于营养不足的状态，那么胎儿在出生时就容易体重过低。

据统计，日本婴儿的出生体重一直在下降，最近35年减少了将近20g。据日本厚生劳动省2013年人口动态统计，1980年，男孩和女孩的平均出生体重分别为3230g和3140g，而到了2011年，男孩和女孩的平均出生体重下降到了3040g和2960g，处于逐年平缓下降的趋势。值得一提的是，在所有发达国家中，只有日本婴儿的平均出生体重出现了下降的趋势。

在日本，经常听到人们说"孩子越小越好生，出生后再养得胖胖的就好了"。我想说的是，这种想法如今已经完全过时了。这种想法与其说是为了预防妊娠高血压，倒不如说是女性们希望自己在孕期也能够继续保持苗条的身材罢了。

"婴儿在出生时小一点也没关系"的说法是不对的。实际上，新生儿体重过低容易引发一系列问题。

在20多年前，英国著名的临床流行病学家大卫·巴克就曾主张"成年疾病起源于胎儿期"，即胎儿所处的环境和婴儿早期的健康状态永久性地规划了身体的新陈代谢和生长，从而决定了其老年时期的健康状况。出生低体重的婴儿，长大之后患上生活方式病的风险将比正常体重出生的人高得多。

日本新潟大学地域医疗教育中心鱼沼基干医院的内山圣院长同样指出，出生时体重越低的孩子将来患上高血压或者心肌梗死的风险越大，越是那些出生时瘦小、后来又养得很胖的孩子，越容易从年轻时起就出现高血压症状。这是因为他们在胎儿时期的营养不足，导致肾脏中分泌尿液的肾单位发育不全，因此成年后很容易血压高。

不仅如此，母体营养不足还会影响孩子的智力发展和身体发育。日本顺天堂大学相关研究报道指出，母体孕期体内蛋白质水平过低很可能会影响胎儿生殖功能的发育。虽然得出此结论的实验对象是大鼠，但并不排除这种情况也会发生在人类身上。也就是说，妈妈在孕期的饮食习惯甚至会影响到孩子长大成人之后的妊娠体质。在这当中，营养素起着极为关键的作用。

胎儿在妈妈肚子里时摄取的营养完全依靠妈妈摄入的食物。那些妈妈不吃的食物，孩子无论多么需要其中的营养素也无从摄取。正因为如此，妈妈们在孕期注意饮食均衡、"好好吃饭"才显得如此重要。

不过，具体应该怎么吃也需要一定的技巧。

当我叮嘱准妈妈们要好好吃饭时，大部分人似乎都会理解为要尽可能地增加食物的量，如多吃米饭等。实际上，这种做法只会增加热量，摄入的营养并不会随之增加。因此，这样吃带来的最直接后果就是肥胖。

饮食最重要的不是量而是质，也就是说我们需要关注吃什么、怎么吃。

那么，我要在这里问一问大家：你觉得自己现在处于营养充足的状态吗？

只要仔细回顾自己的日常饮食，我们就能发现自己现在的饮食状态是否足够健康。可能你经常感到身体不舒服，或者你一直以来都十分注重自己的健康管理，无论属于哪种情况，都可以通过下一页的表格来确认一下自己的营养状态。

## 营养状态确认表——了解一下我们需要哪些营养素

　　营养不足具体到每个人身上会有不同的原因。因为除了饮食外，每个人的体质和生活习惯都不一样。让我们通过一个简单的测试确认自己到底需要哪些营养素吧。情况相符时请在小方框内打钩（可多选）。

1 依靠豆制品，而不是肉类、鱼类获取蛋白质 ☐

2 为了健康和美丽，饮食基本以蔬菜为主 ☐

3 担心摄入太多胆固醇，几乎不吃鸡蛋 ☐

4 正在减肥 ☐

5 尽量吃低热量的食物 ☐

6 为了健康控制肉类的摄入量 ☐

7 月经量偏多 ☐

8 经常感到头晕或站起时感到眩晕 ☐

9 经常手脚冰凉，有头痛或肩部酸痛等症状 ☐

10 身体经常青一块紫一块 ☐

11 无法保证每天晒 30 分钟太阳 ☐

12 通过防晒霜或打阳伞防晒 ☐

⑬ 容易感冒 ☐

⑭ 有花粉症或其他过敏性疾病 ☐

⑮ 有肌肉或骨痛的症状 ☐

⑯ 经常喝酒 ☐

⑰ 经常口腔溃疡 ☐

⑱ 注意力不容易集中 ☐

⑲ 读书或看电视常常记不住内容 ☐

⑳ 入睡困难或睡眠浅 ☐

㉑ 经常感到工作和生活压力很大 ☐

㉒ 经常吃甜食缓解压力 ☐

㉓ 每周至少运动 3 次 ☐

㉔ 抽烟 ☐

㉕ 脸上斑点、皱纹越来越多 ☐

㉖ 经常忙得没时间吃早餐 ☐

㉗ 正餐经常只吃一些米饭、面包或者面条 ☐

㉘ 有时会用巧克力或者坚果点心代替正餐 ☐

㉙ 肚子饿了容易焦躁，而吃饱后容易犯困 ☐

㉚ 经常在睡前吃东西（主食、酒或者甜食） ☐

## 诊断结果

勾选的项目数最多的就是你所属的类型。
勾选的项目数相同，说明两种类型都符合。

**1 ~ 5**

项目较多的人

# 缺乏
# 蛋白质

构成人体最基本的
营养素

请参照第074页

**16 ~ 20**

项目较多的人

# 缺乏 B 族
# 维生素

有助于保持
精神状态的稳定

请参照第091页

**6 ~ 10**

项目较多的人

# 缺铁

引发一系列隐秘的
不适症状

请参照第081页

**21 ~ 25**

项目较多的人

# 缺乏
# 维生素 C

延缓卵子老化的
大救星

请参照第109页

**11 ~ 15**

项目较多的人

# 缺乏
# 维生素 D

如今备受关注的具有
助孕效果的营养素

请参照第087页

**26 ~ 30**

项目较多的人

# 糖类过剩

爱吃米饭、面包、甜食的人
要注意控制

请参照第118页

# ●成为一名妈妈所不可或缺的营养素

　　想要养成易孕体质，当然离不开营养素的帮助。

　　那么，具体来说哪些营养素有助于易孕体质的养成呢？我将按照备孕期—孕初期、孕中期—孕晚期及哺乳期的顺序介绍各个阶段所需要的营养素。

　　根据上一页中的营养状态诊断结果，大家可以大致判断出自己缺乏哪些营养素。

　　这几种营养素都是典型的具有极好助孕效果的营养素。请参照自己缺乏的营养素所对应的内容及时开始调理身体吧。

## 成为一名妈妈所不可或缺的营养素

| | 备孕期—孕初期 | | 孕中期—孕晚期 | 哺乳期 |
|---|---|---|---|---|
| 蛋白质 | ◎ | | ◎ | ◎ |
| 铁 | ◎ | | ◎ | ◎ |
| 锌 | ○ | | ◎ | ◎ |
| B族维生素 | ◎ | | ◎ | ◎ |
| 维生素A | ○ | | | |
| 维生素C | ○ | | ◎ | ◎ |
| 维生素E | ◎ | ○ | ◎ | ○ |
| 维生素D | ◎ | | | ○ |

"◎"代表需要大量补充的营养素，"○"代表需要适量补充的营养素。

蛋白质

# 人体维持生命活动所需要的最基础的营养素

---

**富含蛋白质的食物**

牛肉、猪肉、鸡肉、鸭肉、鲅鱼、金枪鱼、青花鱼、秋刀鱼、沙丁鱼、扇贝、墨鱼、虾、蛋类、奶酪、黄豆、毛豆、鹰嘴豆、纳豆、豆腐、酸奶、牛奶等。

---

养成易孕体质所需要的最基础的营养素就是蛋白质。

从皮肤到毛发、指甲，再到骨骼、血管及内脏，人体的所有组织器官都离不开蛋白质。毫不夸张地说，蛋白质是我们进行一切生命活动的基础。此外，人体内的酶和激素等物质的形成也离不开蛋白质。

女性在成为一名妈妈之前，需要摄入充足的蛋白质，这样才能为孕育新生命打下良好的"物质基础"。

蛋白质不足会直接导致身体的组成原料不足。具体来说缺乏蛋白质将会直接导致以下后果：

◎肌肤无光泽

◎骨及牙齿变得脆弱

◎内脏及血管老化

◎肌肉退化

◎贫血

◎容易发生细菌或病毒感染

如果母体在怀孕前就处于蛋白质摄入不足的状态，那么就意味着她根本没有充足的体力去孕育新生命。

蛋白质不仅是身体的基本组成成分，也是形成神经递质的基础原材料。因此，它也是人维持稳定的精神状态所不可或缺的营养素。稳定的精神状态有助于促进自主神经及激素分泌更加均衡。这样一来，女性便更容易养成易孕体质。

人体的蛋白质处于不断被消耗的状态，因此需要通过三餐持续性供应。"今天吃过肉了，暂时可以不用再吃了"，这种想法是错误的。这是因为我们的身体并没有储存多余蛋白质的机制，因此需要确保早中晚三餐都摄入适量的蛋白质。

每天蛋白质摄入量标准为怀孕前每千克体重1~1.5g、孕期每千克体重1.5~2g。如果你的体重在50kg左右，那么怀孕前和怀孕期间每天需要分别摄入50~75g及75~100g的蛋白质。而一个生鸡蛋的蛋白质含量大概为6.5g，由此可见，我们每天需要摄入的蛋白质量还是很大的。

在怀孕期间，孕妇缺乏蛋白质容易出现身体水肿。身体水肿是孕期非常常见的一种症状，最重要的原因就是孕妇体内缺乏白蛋白。

白蛋白在血管内就像一块海绵一样，具有吸收水分的功能。一旦白蛋白减少，吸收水分的功能就会下降。水分会渗到血管外并大量积聚，最终引起身体水肿。

同时，白蛋白在人体内还发挥着"搬运工"的作用。它像快递员一样，帮助我们将维生素及矿物质等营养素输送到身体的各个角落。如果身体里没有足够的白蛋白，即缺乏蛋白质，那么即使我们补充再多的维生素或矿物质，这些营养素也无法被运送到需要它们的地方去。总而言之，体内其他营养素想要发挥作用离不开蛋白质的帮助。

备孕期｜孕初期

## 易孕体质养成所必需的雌激素的原料

> **富含胆固醇的食物**
>
> 蛋黄、鳗鱼、墨鱼、猪肝、鸡肝、鳕鱼籽等。

一提到胆固醇，很多人都会条件反射地认为它是不好的东西。

相信各位读者看过第1章里的内容就知道这种看法其实是对胆固醇的偏见和误解。易孕体质的养成离不开胆固醇的帮助，这几乎已经成为人们的共识。

胆固醇是人体形成雌激素的重要原材料。

无论是雌激素还是雄性激素，都是性腺以胆固醇为原料合成的。因此，一旦体内的胆固醇水平过低，性激素的分泌量也会随之减少。当我们压力过大时，体内还会产生一种抗压激素（肾上腺皮质激素），这种激素的原材料也是胆固醇。

促性腺激素是一种可以促进卵巢排卵的激素，一旦合成这种激素的原料不足，就会引起月经不调等症状，出现排卵障碍，进而导致不孕。

此外，胆固醇还是身体中对细胞起保护作用的细胞膜的原材料。

我们通常习惯于将胆固醇区分为"好"胆固（HDL，高密度脂蛋白胆固醇）与"坏"胆固（LDL，低密度脂蛋白胆固醇）。然而，LDL才是形成性激素的原材料。其实，胆固醇本身并没有好坏之分，它们都是身体维持正常运转不能缺少的重要营养素。

胆固醇与蛋白质之间有着非常紧密的联系。实际上，胆固醇就是蛋白质与脂肪结合形成的物质。缺少蛋白质的帮助，胆固醇就无法在体内移动。

有一种说法认为胆固醇水平过高容易引发心肌梗死及动脉粥样硬化等疾病，因此超市里有很多商品都以低胆固醇作为卖点，还有不少人为了减肥或出于健康考虑而尽量不吃鸡蛋及肉类等食品。但这些其实都是片面的做法。

我们血液中的胆固醇是肝脏利用蛋白质合成的。人体内80%的胆固醇来源于肝脏，而通过食物摄入的胆固醇只占20%左右。

值得一提的是，健康人的身体具有极好的调节机制来管理胆固醇的合成。肝脏会根据体内的胆固醇水平动态调整其需要合成的胆固醇量。在这种调节机制的作用下，即使通过饮食摄入一定量的胆固醇，体内的胆固醇含量也不会超过正常水平。因此，我们没有必要刻意限制饮食中的胆固醇摄入量。

如果担心摄入过多胆固醇而特意减少肉类和蛋类的摄入，这种做法反而更容易引起一些问题。实际上，每天吃2个鸡蛋并不会引起体内的胆固醇水平出现波动。即使在一段时间内胆固醇水平有所上升，身体也会调动调节机制，使其恢复到原有的水平。

我在第1章中也曾提到，长时间受不孕问题困扰的女性大都存在体内的胆固醇低于正常水平的问题。她们中的很多人在胆固醇偏低的问题得到改善后，很快就怀孕了。

因此，我们要做的第一件事就是摒弃"胆固醇有害健康"的错误想法。

更好地摄取胆固醇的关键还是摄入优质蛋白质。前文也已经提到了，只有与蛋白质同时摄入，胆固醇才能顺利地在体内移动。胆固醇是一种脂类物质，不容易在血液中通行，只有与蛋白质结合之后才能顺利移动到身体的其他部位。

因此，我们需要尽量多吃一些肉类、鱼类及鸡蛋等食物，确保摄入充足的蛋白质，这样才能有效地为身体提供充足的胆固醇。

## 铁

# 改善子宫环境，为宝宝提供一个舒适的"家"

> **富含铁的食物**
>
> [血红素铁] 牛肝、猪肝、鸡肝、牛腿肉、鸭肉、猪肉、鸡肉、青花鱼、沙丁鱼、小杂鱼干等。
> [非血红素铁] 花蛤、扇贝柱、菠菜、小松菜、羊栖菜（干货）、黄豆、豆腐等。

铁也是养成易孕体质不可或缺的营养素。

铁是形成子宫内膜的重要原料，可以帮助改善子宫内部环境。

子宫内膜就像一张垫子。当铁元素充足时，子宫内膜就会变得十分松软，便于受精卵着床；相反，如果缺铁、生成子宫内膜的原料不足，子宫内膜就会变得坚硬，像一张又薄又硬的褥子，不利于受精卵着床。

铁发挥着如此重要的作用，但通过血液检查发现大部分女性都处于缺铁的状态。我们医生通常将这种状态称为潜在性缺铁。那些在常规体检中没有被判定为贫血的女性，她们的身体可能也处于缺铁的状态。

铁广泛地分布于身体各处的细胞里，大致可分为功能铁和储存铁。其中，功能铁约占体内铁总量的70%，主要以血红素的形式存在于血红蛋白、肌红蛋白、脑红蛋白等中。

储存铁，就是人体的储备铁，主要以铁蛋白和含铁血黄素的形式存在于血液、肝、脾与骨髓中，占体内铁总量的25%~30%。潜在性缺铁就是指储存铁不足的状态。

当体内的铁被消耗时，首先开始减少的就是储存铁。

我们医院的血液检查项目包含对铁蛋白含量的检测，以便确认患者是否存在储存铁不足的情况。实际上，储存铁减少就意味着缺铁，但通常的体检项目只检查红细胞中的血红蛋白含量，以及反映血液中红细胞占比的红细胞比容，因此很难通过体检发现隐性贫血（潜在性缺铁）。

女性每个月都会因为月经流失一部分铁。在怀孕前每天流失的铁为2mg左右，而孕期的女性每天至少需要补充4mg铁。

我们比较熟悉的关于铁的作用主要有红细胞的合成

和在体内运输氧气。当女性怀孕时，身体不仅需要向母体输送氧气，还要向胎儿输送氧气，因此红细胞的数量大大增加。正是这个原因，女性在孕期需要的铁量达到孕前的2倍。这也是女性在怀孕后容易出现贫血的原因。

妇产科医生开的治疗贫血的处方药往往效果不佳。这到底是什么原因呢？

铁元素可以分为两种，一种是可与蛋白质结合的血红素铁，另一种是不能与蛋白质结合的非血红素铁。

菠菜、羊栖菜、小松菜及豆腐等植物性食物中包含的铁元素通常为非血红素铁，这些铁元素很难被人体吸收。

医院给贫血患者开的口服补铁剂通常是非血红素铁。患者服用补铁剂后往往会出现大便发黑的情况，这正说明了患者服用的铁元素几乎都没有被身体吸收。此外，服用补铁剂还会引起消化系统不适，出现恶心呕吐等不良反应，所以大家都不太愿意喝。

单纯的非血红素铁很难被身体吸收，但在维生素C等营养素的帮助下，铁的吸收效果会得到明显改善。

膳食纤维及单宁酸等物质会阻碍非血红素铁的吸收。因此，在服用补铁剂期间吃糙米、喝咖啡、饮茶都会影响铁的吸收效果。

而可以与蛋白质结合的血红素铁的吸收率是非血红素铁的5~10倍。我希望大家多摄入这种血红素铁。这种铁元素多含于动物性蛋白中，尤其是在瘦肉和鱼类中的含量十分丰富。

血红素铁可以被身体直接吸收。同时，它也不会引起服用补铁剂时的副作用，因此不仅易于补充，效果也更好。

血红素铁本身是易于吸收的，但在蛋白质、B族维生素及维生素C等充足的状态下，吸收效果更佳。

实际上，准妈妈处于营养不足的状态将会影响所有的营养素正常发挥作用，不仅是铁。除此之外，幽门螺杆菌感染或牙周炎、肠道环境不佳等因素也会影响铁的吸收，需要大家多加注意。

铁还与皮肤状态息息相关。

我们都知道胶原蛋白是一种对皮肤十分有益的营养素。但我们吃到肚子里的胶原蛋白并不会被身体直接吸收。很遗憾地告诉大家，胶原蛋白进入人体后很快就会被分解。

被分解的胶原蛋白在体内重新合成离不开身体中铁

## 铁的消耗从"积蓄"开始

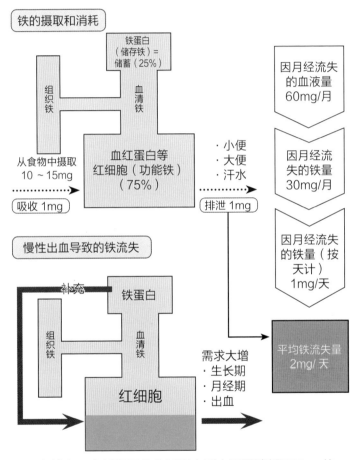

铁的摄取和消耗

铁蛋白
（储存铁）=
储蓄（25%）

组织铁

血清铁

从食物中摄取
10～15mg

吸收 1mg

血红蛋白等
红细胞（功能铁）
（75%）

·小便
·大便
·汗水

排泄 1mg

因月经流失
的血液量
60mg/月

因月经流失
的铁量
30mg/月

因月经流失
的铁量（按
天计）
1mg/天

慢性出血导致的铁流失

补充

铁蛋白

组织铁

血清铁

红细胞

需求大增
·生长期
·月经期
·出血

平均铁流失量
2mg/天

女性在一次妊娠及分娩过程中至少需要消耗500mg的
储存铁（相当于铁蛋白60ng/dL）。
因此需要从孕前就开始积极补铁，避免缺铁。

的帮助。同时，胶原蛋白的重新合成还需要蛋白质和维生素C的协助。人一旦缺铁，体内胶原蛋白的合成就会受到影响，进而导致皮肤上的皱纹越来越多。

女性在怀孕期间需要比平时消耗更多的铁，因此从孕前就要开始注意补铁。在缺铁的状态下怀孕，容易导致母体和胎儿都出现营养不良的问题。

胎儿具备优先从母体获得所需铁的能力，这很容易导致母体出现贫血或心脏肥大等危险症状。

当然，缺铁也会对胎儿产生严重的不良影响。缺铁会影响胎儿体内其他营养素的合成或吸收效果，进而导致胎儿早产、体重过轻及发育不良等情况。

女性朋友们赶紧行动起来，积极补充充足的铁，为迎接宝宝的到来做好准备吧。

维生素D

# 因与怀孕紧密相关而备受关注的营养素

富含维生素D的食物

香菇、虹鳟鱼、鳗鱼、金枪鱼、沙丁鱼、秋刀鱼、黄花鱼、
木耳等。

维生素D在提升机体免疫力方面有极好的功效。

维生素的种类繁多，如维生素A、B族维生素、维生素C、维生素E等。而此前，维生素D似乎没有引起人们过多的关注。

其实，这是一种认知上的偏差。尤其是正在备孕的女性朋友，一定要十分重视维生素D的摄取。

一直以来，人们都认为维生素D最重要的作用是促进钙的吸收，是骨骼代谢不可或缺的营养素。但近年来，研究人员开展的多项研究结果均表明，维生素D还在其他方面发挥着极为重要的作用。

一旦缺乏维生素D，机体的免疫力就会下降，进而引发一系列感染。

日本的一项研究以6～15岁的孩子为调查对象，让他们在指定期间服用一定量的维生素D。对比发现，服用维生素D的孩子患流感的概率要比未服用维生素D的孩子低42%。

还有研究指出，积极摄入维生素D有助于降低患癌风险。

此外，维生素D与过敏症及一些皮肤病存在紧密的关联性。因此，患有过敏性皮炎或花粉症的人很可能在一定程度上缺乏维生素D。

很多不孕女性存在维生素D不足的情况。体内维生素D水平高的女性，她们的卵巢储备功能强，同时体外受精的成功率也高得多。已经有相关的研究报道证实，维生素D与妊娠之间存在着下列关联性。

⊙ 维生素D有助于改善子宫内膜环境，促进受精卵顺利着床

⊙ 与卵巢功能正常的女性相比，患有多囊卵巢综合征的女性普遍缺乏维生素D，补充维生素D之后她们的排卵率得到明显改善

◎缺乏维生素D容易增加孕初期的流产风险

我在前面提到，不孕的女性多数存在维生素D不足的情况。实际上，无论是否考虑怀孕，现在的女性普遍都缺乏维生素D。这究竟是为什么呢?

我们主要有两种途径获取维生素D：一种是从食物中获取；另一种是通过晒太阳，让紫外线帮助我们合成维生素D。我们皮肤表面的胆固醇经紫外线照射后会转化成维生素D，因此晒太阳少的人基本都缺乏维生素D。

作为女性，大多数人都不希望自己的皮肤被晒黑。尤其是十分注重美白和防晒的女性，出门之前都会涂防晒霜，还要打太阳伞，"全副武装"后才敢出门。越是这样的女性，她们的身体就越没有机会合成维生素D。

假设在夏季的中午，一个人在城市室外不采取任何防晒措施，直接沐浴阳光，那么其体内将会合成700~800IU（1IU=0.025μg）维生素D（露出10%左右的皮肤）。

人体合成维生素D主要依靠紫外线中的紫外线B（UVB）。而UVB无法穿透衣服及玻璃等物质。因此，外出时皮肤裸露得少或者隔着玻璃晒太阳，都不利于身体合成维生素D。

当然，防晒霜也会阻隔UVB。那些居住在日照时间短的地区的人往往更容易缺乏维生素D，并呈现季节性特点。

话虽如此，长时间在炎炎烈日下暴晒，甚至将皮肤晒黑、晒伤的做法也是不对的。只不过从合成维生素D的角度来看，在日常生活中完全阻隔紫外线的做法是否可取，是一个值得我们思考的问题。

实际上，日常生活中有很多机会可以让我们的身体接触到阳光。例如，在紫外线较弱的时间段，让手、脚等可以适当照射紫外线的部位晒一会儿太阳，或者早上起床后打开窗户让身体沐浴在阳光之中等。

对于那些无论如何都不想接触紫外线的人，就只能从食物中获取维生素D了。虽然不少食物都富含维生素D，但实际上想从食物中获得充足的维生素D是一件非常困难的事情。因此，最好在咨询专科医生的基础上适当地补充含有维生素D的营养补充剂。

备孕期
｜
孕初期

（B族维生素）
# 有助于缓解孕吐、稳定情绪

> **富含B族维生素的食物**
>
> 牛肝、猪肝、猪排瘦肉、猪腿瘦肉、鳗鱼、金枪鱼、秋刀鱼、青花鱼、虹鳟鱼、大马哈鱼、鳕鱼籽、牛奶、鸡蛋、糙米、豆类等。
> [维生素$B_6$] 鲣鱼、鲑鱼、香蕉等。
> [维生素$B_9$（叶酸）] 牛肝、猪肝、鸡肝、油菜花、绿茶、菠菜、茼蒿、毛豆、小松菜、西蓝花、草莓等。
> [维生素$B_{12}$] 牛肝、猪肝、鸡肝、花蛤、血蛤、秋刀鱼、扇贝柱、沙丁鱼等。

B族维生素包括维生素$B_1$、维生素$B_2$、维生素$B_3$（烟酰胺）、维生素$B_5$（泛酸）、维生素$B_6$、维生素$B_7$（生物素）、维生素$B_9$（叶酸）及维生素$B_{12}$等众多成员。这些成员是分工协作的关系，因此与分别单独摄入相比，将它们组合起来作为复合B族维生素摄入，吸收效果会更好，它们也能够更好地发挥作用。

缺乏B族维生素容易引起口腔溃疡、长期肩关节酸痛、易疲劳、焦躁、注意力不集中及失眠等症状。

蛋白质、糖类及脂类等在体内经过消化、吸收后会转化为确保机体正常运转的能量，而这些能量的代谢离不开B族维生素的协助。

其中，与怀孕密切相关的营养素主要有维生素$B_6$、维生素$B_7$（生物素）、维生素$B_9$（叶酸）以及维生素$B_{12}$。

维生素$B_7$即生物素，在孕初期尤为重要，一定要注意及时补充。一直以来的研究结果认为，维生素$B_7$是经由肠道内的细菌分解形成的，因此不用担心身体会缺乏这种营养素，但近来还是出现了不少因缺乏维生素$B_7$而导致身体异常的病例。

还有研究报道指出，动物在妊娠期间缺乏维生素$B_7$容易引起胎儿畸形。维生素$B_7$即使补充过量也不会引起副作用，因此计划怀孕的女性朋友最好提前开始补充。

怀孕期间很多人都会发生妊娠反应。维生素$B_6$具有良好的预防和缓解孕吐的功效，很多孕妇都反映服用维生素$B_6$后她们的妊娠反应都得到了有效缓解。

通常情况下，孕妇从怀孕12～16周开始出现比较明显

成与发育离不开叶酸的帮助。

胎儿的大脑在怀孕第6周时就开始形成。也就是说，在胎儿6周大小的时候，其脑部神经已经基本成形。

孕6周，即怀孕一个半月左右。这时候，多数人刚刚得知自己怀孕，甚至有的人可能还未察觉自己已经怀孕。但如果母体在这个阶段缺乏叶酸，就会影响到胎儿的脑部发育。

不仅如此，缺乏叶酸还会大大增加神经管闭合不全的风险。神经管闭合不全主要是指机体神经在发育的过程中，由于种种原因导致神经管没有完全闭合而出现缺损的一种疾病。属于先天性神经系统发育畸形。有报道指出，日本神经管闭合不全的发病率约为6/10000。

由此可见，叶酸对于孕早期来说是一种多么重要的营养素。为了宝宝的健康，大家一定要从孕前就开始积极地补充叶酸。

顺带补充一下，《中国居民膳食营养素参考摄入量（2023版）》中也建议有怀孕计划的女性每天补充400μg叶酸。

此外，补充叶酸时一定要记得同时补充维生素$B_{12}$。叶酸与维生素$B_{12}$联合促进胎儿大脑及神经的形成。维生素$B_{12}$可以帮助人体更好地吸收和利用叶酸，因此，我们通常会建议大家在补充叶酸的同时补充维生素$B_{12}$。二者相互协作能够更好地促进红细胞的发育和成熟，从而保障机体的造血功能。

动物性食品中多富含维生素$B_{12}$，而植物性食品中几乎不含维生素$B_{12}$。因此，平时不吃肉类、蛋及乳制品的人很容易缺乏维生素$B_{12}$。在日常饮食中，我们不仅要吃蔬菜，也要适当地吃一些动物性食品。

如果选择服用叶酸补充剂，那么一定要注意同时选择含维生素$B_{12}$的食品。

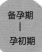

 备孕期
｜
孕初期

辅酶Q10

# 防止身体及卵子老化的大救星

> **含有辅酶Q10的食物**
>
> 沙丁鱼、金枪鱼、牛肉、猪肉、动物内脏（如肝）、西蓝花、黄豆、核桃、杏仁、菠菜、牛奶、奶酪等（由于食物中辅酶Q10的含量普遍比较少，因此营养补充剂的补充效果更好）。

很多化妆品都会添加辅酶Q10，估计大家也都听说过这种营养素。

辅酶Q10是一种脂溶性营养素，可以加快蛋白质、糖类及脂质的代谢速度，加速为机体提供能量。

我们身体细胞里的线粒体中存在大量的辅酶Q10，而线粒体正是人类细胞世界的能源工厂。

辅酶Q10主要有两大功能。

第一个功能是可以在线粒体内不断地生产能源，第二个功能是它具有极好的抗氧化作用。

抗氧化作用，即保护细胞避免在活性氧的作用下发生氧化，防止机体发生老化，从而使人长期保持年轻的状态。辅酶Q10的抗氧化能力十分强大，因而又被人们称为"抗衰老成分之王"。也正因为具有这种抗氧化作用，它才会被广泛应用于化妆品等美容产品中。

既然存在如此强大的营养素，那我们是否就不用再担心衰老问题了呢？很遗憾地告诉大家，我们体内的辅酶Q10会随着年龄的增长而不断减少。

辅酶Q10是一种可以在人体内自然合成的营养素，但其合成能力在20岁左右达到顶峰后就会急剧下降。到了40岁以后，这种合成能力还会进一步降低，并且不同身体部位的变化程度各不相同。例如，在30～40岁心脏合成辅酶Q10的能力会下降30%左右，而到了80岁之后就会下降50%，甚至更多。

心脏是线粒体最多的部位，因此它的辅酶Q10含量十分丰富。

辅酶Q10对于心脏来说是最为重要的能量来源。一旦辅酶Q10缺乏，人体就会出现心悸、气喘、易疲劳及手脚冰凉等不适症状。通常情况下，随着年龄的增长，我们的身体越来越容易出现上述症状，而辅酶Q10缺乏是最主要的原因之一。

辅酶Q10不仅与身体老化存在着如此紧密的联系，而且还会对女性妊娠产生重大影响。

实际上，女性的卵子当中也有线粒体。

线粒体在生产能量的过程中也会生成许多活性氧，因此，卵子也很容易发生氧化。年轻时，因为女性体内能够发挥抗氧化作用的辅酶Q10含量较多，所以能够确保卵子的氧化程度处于比较低的水平。

但随着年龄的增长，女性体内的辅酶Q10含量开始急剧下降，抗氧化能力也就随之大大减弱。于是，卵子的氧化速度也越来越快。

如果想尽可能地延缓身体衰老，尤其是延缓卵子的老化速度，那么我们最好从35岁开始积极地补充辅酶Q10。

由于我们很难从食物中获取充足的辅酶Q10，因此缺乏的部分最好通过营养补充剂来弥补。

## 维生素E
# 具有抗衰老作用的"助孕维生素"

> **富含维生素E的食物**
>
> 杏仁、榛子、花生、牛油果、南瓜、红薯、红彩椒、菠菜、猕猴桃、豆浆、金枪鱼（罐头）、黄花鱼、秋刀鱼、鳗鱼、银鳕鱼等。

因具有良好的抗衰老效果而被大家所熟知的维生素E被称为"助孕维生素"，又称"生育酚""产妊酚"，是妊娠不可缺少的一种营养素。实际上，维生素E不仅具有助孕效果，还有许多其他的功效。它还被称为"血管维生素""激素调节维生素"，具有极好的抗衰老和促进血液循环的作用。可以说，维生素E是我们女性非常可靠的伙伴。

维生素E在1922年被发现具有助孕效果。研究人员曾发现用脱脂乳粉喂养的大白鼠无法怀孕。为了探究大白鼠不孕的原因，研究人员开始对其投喂各种食物。最终，他们找到了维生素E这种营养素。

那么，维生素E是如何促进怀孕的呢？

首先，维生素E可以促进排卵、增加卵巢的重量，并调节激素的分泌。其次，维生素E还可以帮助调节月经周期，常被用于治疗月经延迟、无排卵月经以及月经周期紊乱等月经异常症状。

随着年龄的增长，女性体内延伸到卵泡的血管变细，从而无法向卵子供应充足的营养素。这也被认为是引起卵子老化的原因之一。我在前面也提到，维生素E具有促进血液循环的功效，能更好地帮助卵子输送所需的营养素。

在怀孕期间，维生素E可以帮助改善胎盘的血液循环，从而为胎儿输送充足的氧气及营养素。等到分娩时，维生素E还可以帮助胎儿避免在通过产道时出现缺氧的情况。

分娩后，维生素E可以帮助产妇调节激素分泌、改善乳腺的血液循环，并促进乳汁分泌。因此，我建议哺乳期妈妈继续适当补充维生素E，这样可以让哺乳更加顺畅。

总之，从孕前到孕期、再到分娩及分娩之后，维生素E都可以为妈妈和宝宝的身体提供极大的支持和帮助。

维生素E还有一个不容忽视的功能，那就是它的抗氧化作用。

维生素E的抗氧化作用也有助于延缓卵子的老化。

氧化，可以理解为我们的身体"生锈"了。我们活得越久，体内的"锈"就积累得越多。当我们的大脑、血管及内脏中积累的"锈"达到一定程度时，老化就降临了。

实际上，并非只有大脑和血管会积累氧化作用产生的"锈"。女性的卵子也会"生锈"。而能够帮助卵子除锈的就是维生素E。此外，维生素C可以帮助维生素E更好、更持久地发挥抗氧化作用。

总之，维生素E不仅可以防止卵子氧化、延缓其老化的速度，还可以帮助卵子维持年轻有活力的状态。为了延缓卵子的老化速度，女性朋友们一定要记得从35岁开始就要适当补充维生素E。

（维生素A）

## 有效促进胎儿的生长发育

富含维生素A的食物

牛肝、猪肝、鸡肝、鳗鱼、银鳕鱼、鱿鱼、胡萝卜、南瓜、菠菜、茼蒿、小松菜、韭菜、西瓜、橘子、蛋黄等。

维生素A可以帮助改善子宫环境。计划生宝宝的女性朋友，请尽快开始补充维生素A吧。

维生素A与细胞的增殖、分化，尤其是骨骼及神经细胞的分化、形态形成有着紧密联系。在孕初期，尤其是怀孕4～8周时，胎儿的细胞分裂及分化极为活跃，因此，这个时期胎儿需要的维生素A的数量要比胎儿出生之后多得多。有研究报道指出，在孕初期，即使其他的营养素都十分充足，仅维生素A不足也会对胎儿的生长发育造成严重影响。例如，胎儿的黏膜会变得十分脆弱，很容易引发一系列感染症状。

另外，维生素A的过量摄入也引发了一些担忧。

实际上，用于治疗皮肤角化症、干藓及痤疮（粉刺）等皮肤病的维生素A诱导体（改变维生素A的结构形成的衍生物）属于孕前及孕期的禁用药。已经有研究报道指出，维生素A的诱导体及异构体（按照一定比例人工合成的在自然界中不存在的维生素A）具有导致胎儿畸形的风险。但自然界中存在的、天然的维生素A并不存在这样的风险。作为药物的维生素A和部分营养补充剂中可能包含人工合成的成分，因此，大家在服用时要注意甄别。

美国的研究人员认为，孕妇普遍缺乏维生素A，这将导致婴儿因缺乏维生素A而出现发育问题。因此，在美国，孕妇都会被建议积极地补充维生素A。虽然我也希望大家积极地摄入足量的维生素A，但需要注意的是，一定要通过天然食物或以天然食物为原料提取的优质营养补充剂来摄入维生素A。

此外，南瓜、胡萝卜等黄绿色蔬菜中的β-胡萝卜素有助于增加维生素A的活性，如果能在补充维生素A的同时补充β-胡萝卜素，那么吸收效果会更好。

孕中期 — 孕晚期

## 锌

## 促进胎儿生长发育，为皮肤提供保护

> **富含锌的食物**
>
> 牡蛎、螃蟹、牛肉、羊肉、牛肝、猪肝、鸡肝、鳗鱼、贝柱、秋刀鱼、鲑鱼、蛤蜊、卡芒贝尔软干酪、帕尔玛奶酪、杏仁、小杂鱼干、鱿鱼干等。

锌也是一种人们容易缺乏的营养素。

由于精子中锌的含量很高，所以人们多认为男性应该多补锌。实际上，锌也可以帮助女性改善激素的分泌，因此，备孕的女性一定要注意提前补锌。

想知道造成人们普遍缺锌的原因，只要看一看我们现代人的饮食习惯就一清二楚了。

由于加工食品中锌的含量非常低，因此，那些因工作、生活忙碌而经常吃速食食品或冷冻食品的人及爱吃零食的人很难摄入足够的锌。

那些为了健康只吃蔬菜的人也很难摄取足够的锌。因此，为了减肥或健身只吃蔬菜，几乎不吃肉类、鱼类的人群也要多注意补锌。

加工食品和零食的另一个缺点就是糖类过多。

摄入过多糖类容易导致体内的血糖水平失衡，从而引起胰岛素分泌紊乱。而胰岛素分泌紊乱正是导致排卵障碍的一个重要原因（关于这一点，我将在第3章中详细介绍）。

此外，富含锌的食物往往也富含铁，因此，饮食不均衡的人通常都既缺锌又缺铁。这种情况只会让女性的备孕之路更加艰难。

女性顺利怀孕之后，腹中胎儿的生长发育也离不开锌的帮助。

锌与铁一样，也是合成黏膜的重要原料之一。它不仅可以帮助女性形成又厚又柔软的子宫内膜，让受精卵更容易着床，还可以在受孕成功后继续为胎儿提供舒适的宫内环境。

受精卵在着床过程中由1个细胞分裂成2个、2个细胞分裂成4个……胎儿正是在这种细胞不断分裂的过程中逐渐发育起来的。而锌有助于促进细胞的分裂。

怀孕满28周后，胎儿开始从母体大量吸收锌。在此期间，如果母体处于缺锌状态，那么胎儿也必然会缺锌，进而出现体重过轻、身高不足，以及皮肤脆弱等问题。

不仅如此，还有研究表明，重度缺锌会引起味觉障碍。主要症状有爱吃调味重的食品、无法辨别食物的味道等。而婴儿舌头上用于感知味觉的味蕾是在胎儿时期形成的，因此妈妈缺锌也会影响宝宝味觉的发育。

在新生儿出生后，锌也将继续发挥重要的作用，充足的锌可以帮助婴儿进一步完善身体的免疫功能。

新生儿主要从母乳中获取身体所需要的锌。尤其是分娩后最初几天内分泌的初乳，其含锌量高达分娩3个月后分泌的母乳的8倍。由此可见，锌对于宝宝的生长发育是多么重要。

锌还具有保护皮肤的功能，可以帮助婴儿避免出现过敏性皮炎。据我了解，母乳喂养的宝宝相对来说不易患过敏性皮炎。相信大家都懂得母乳优于奶粉这个道理。虽然奶粉中也含锌，但仍比不上初乳。而初乳可以向新生儿提供多少营养素，这又取决于妈妈在孕期的营养状况。

综上所述，锌对于孕初期到孕中期胎儿的生长发育尤为重要。建议女性朋友们从孕前就开始适度补锌。

孕中期
｜
孕晚期

维生素C

## 有效缓解压力、延缓衰老的抗氧化剂

富含维生素C的食物

甜椒、花椰菜、卷心菜、苦瓜、香蕉、甜柿子、猕猴桃、橙子、葡萄柚、草莓等。

我想大家应该都知道女性缺乏维生素C容易长斑和皱纹。

实际上，维生素C对于易孕体质的养成也至关重要。

维生素C跟维生素E一样，具有极强的抗氧化作用。细胞因氧化而受损就会引起身体老化或诱发疾病。

细胞膜由脂质、蛋白质及糖类等组成。一旦细胞膜受到损伤，细胞原有的功能就会下降，出现细胞功能不全。

卵子也不例外。卵子发生氧化后会老化，而引起这种氧化作用的罪魁祸首是活性氧。活性氧原本有助于保护身体免受细菌或病毒的侵害，但如果体内的活性氧数量过多则会对正常的细胞造成损害。

如果放任活性氧继续增加，那么身体就会患病或加速老化。但幸运的是，我们的身体同时也具备消灭活性氧的能力。维生素C就是一种具有抗氧化作用的营养素，可以帮助消除体内的活性氧。

压力过大、喝酒、吸烟、高糖饮食、剧烈运动及紫外线等因素都会促使我们体内的活性氧数量增加，同时还会引起维生素C流失。

因此，女性想要养成易孕体质，就要尽量避开这些容易生产活性氧的因素，并在此基础上大量补充维生素C等具有抗氧化作用的营养素，从而有效延缓卵子的老化速度。

维生素C可以在身体的任何部位发挥抗氧化作用，并在完成使命后随尿液排出体外。即使一次性补充大量维生素C，多余的部分也会很快被排出体外，因此最好的做法就是坚持小剂量、勤补充，让血液中的维生素C保持在一定的浓度。

最后，同时服用维生素E和维生素C吸收效果更好，进而更好地发挥抗氧化作用。

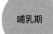

哺乳期

## 钙

## 你做好为孩子输送钙的准备了吗

> **富含钙的食物**
>
> 牛奶、小杂鱼干、虾干、酸奶、奶酪、豆腐、芝麻、芹菜、苋菜、小松菜、鳗鱼、青花鱼、沙丁鱼、鲑鱼、多春鱼等。

钙是宝宝生长发育不可缺少的营养素。

当宝宝还在妈妈肚子里时,就会通过胎盘从母体获取30g左右的钙用于合成骨骼和牙齿等。在出生之后,宝宝每天也要从母乳中获取210mg左右的钙。

成年女性一般每天至少需要摄入600mg钙。想要给胎儿供应足够的钙并确保自己不缺钙,妈妈需要在孕期每天至少摄入900mg、在哺乳期每天至少摄入1100mg钙。

人体中大约99%的钙存在于骨骼及牙齿中,剩余1%左右分布于细胞、血液、肌肉及神经等组织内。

很多准妈妈在孕期都会出现足痉挛的情况,这是缺钙

第2章 从怀孕到分娩,营养疗法都能发挥神奇的作用 111

的典型表现。缺钙会引起自主神经功能失调，并影响肌肉及毛细血管的收缩和舒张，引发痉挛（抽筋）症状。

钙还会影响情绪的稳定。缺钙的人容易出现情绪焦躁、压力大等心理问题。

钙在孕期、哺乳期和产后阶段都极为重要，但不同食物中的钙吸收效果各不相同。牛奶及乳制品中的钙吸收率约为40%，小鱼干中的钙吸收率约为30%，而绿叶菜中的钙吸收率只有20%左右。

既然钙在孕期、哺乳期和产后阶段都如此重要，那么是否单纯地多补钙就可以了呢？答案是否定的。补钙的同时还要补充促进钙吸收的营养素，这样吸收效果才会更好。

第一个可以促进钙吸收的代表性营养素就是镁。钙和镁是一对好搭档，二者之间的关系就像亲兄弟一般紧密。钙的吸收离不开镁的帮助。

钙和镁的最佳搭配比例为1∶1。在日常饮食中，一定要注意同时补充钙和镁。豆制品、坚果及糙米中都含有丰富的镁元素。

此外，醋、柠檬和苹果中的柠檬酸，还有青花鱼、沙丁鱼等食物中的维生素D也有利于钙的吸收。

哺乳期

DHA、EPA

补一补，让孩子更聪明

富含DHA、EPA的食物

沙丁鱼、青花鱼、秋刀鱼、金枪鱼、鳗鱼、带鱼、鲑鱼、鲷鱼、黄花鱼、鳕鱼、核桃、芝麻、裙带菜、海带等。

DHA（二十二碳六烯酸）与EPA（二十碳五烯酸）因其在青背鱼的鱼油中含量丰富而为人们所熟知。两者均属于ω-3（Omega-3）系列脂肪酸。

DHA和EPA可以促进体内甘油三酯的代谢，从而降低血液黏度，加快血液循环。此外，DHA和EPA还可以促进大脑发育并帮助维持大脑功能。

2003年，挪威的研究人员开展了一项实验。这项实验以590名怀孕18周至分娩后3个月的女性为研究对象，将她们分为两组，并分别要求两个组女性每天服用10mL鱼油

（DHA、EPA含量丰富）和玉米油（不含DHA、EPA）。

等这些孕妇及产妇的孩子出生满4岁时，研究人员对他们进行了智商（IQ）测试。结果发现，那些补充了DHA和EPA的女性所生的孩子，他们IQ测试的结果普遍优于未补充DHA及EPA的女性的孩子。人们常说"吃鱼会变聪明"，实际上这说的就是鱼类中富含的DHA及EPA所起的作用。

此外，DHA及EPA在分娩之后的哺乳期也有重要的作用。母乳中富含的DHA可以促进婴儿大脑的生长发育。

不过，近年来鱼类在我们日常饮食中的占比出现了下降趋势，人们也更容易缺乏DHA和EPA。为了宝宝的生长发育，希望妈妈们能够有意识地多补充这两种营养素。

补充DHA和EPA的方式包括每天食用沙丁鱼、秋刀鱼等青背鱼，或服用优质的营养补充剂来进行补充。

**有助于提升男性"生育力"的营养素**

　　不孕并不都是女性一方的问题。女性无法怀孕的原因也可能在其伴侣（即男性）的身上。

　　营养疗法对于男性来说同样有效。营养疗法可以帮助男性改善身体的营养状态、调节身心状态，从而变得更加健康。只要每一个细胞都变得健康有活力，那么男性也可以养成"易孕体质"。

　　强烈建议男性补充的营养素就是锌。

　　锌是一种极其重要的微量元素，不仅可以促进精子的形成并改善前列腺功能，还可以增强精子活力。因此，锌又被称为"男性的生命之花"。实际上，男性普遍都缺锌。缺锌容易让男性变得消极，性欲也会下降。

　　现实中有妇产科医生惊奇地发现，男性患者在营养疗法的指导下补充了锌等必要的营养素后，其精子的质量发生了翻天覆地的变化。不仅精子的数量大大增加，而且精子的活力也得到了极大的改善，令主治医生都无法相信那是同一个人的精子。

　　锌的另一个重要作用就是调节具有降糖作用的胰岛素的分泌。关于血糖与胰岛素之间的关系，我将在后面的章节进行详细说明，在这里我想强调的是缺锌会导致胰岛素分泌失衡，即出现胰岛素分泌过多、过少或分泌不及时等情况。如果男性的身体出现这些情况，那说明体内的锌在不断减少，这时就需要注意控制饮食中的糖类摄入，避免血糖值剧烈上升。

此外，锌最好与维生素D同时补充。

我在前面也提到，维生素D是女性怀孕不可或缺的营养素之一。对于男性来说同样如此。有研究报道指出，男性缺乏维生素D会导致精子的活动率、前向运动率以及正常形态精子率等指标都出现下降。

因此，有备孕计划的夫妻，双方一定要一起补充锌和维生素D。

第3章

# 养成易孕体质的
# 饮食方法

日常膳食要坚持"高蛋白、
低糖类"的基本原则。

——定真理子

想要养成易孕体质，那么日常膳食就必须坚持"高蛋白、低糖类"的基本原则。

简单来说，"高蛋白、低糖类"饮食就是"靠吃菜填饱肚子"。

下面我详细介绍一下低糖饮食的具体做法。

如今，我们几乎随时随地都会听到、提到糖类这个词，可见人们已经普遍意识到了糖与健康之间的关系。

超市的食品货架上琳琅满目地陈列着以"少糖"或"零糖"作为卖点的商品。

提到"高蛋白、低糖类"，估计很多人都会联想到减肥瘦身等食谱中提倡的"控糖"。

在这里，我想强调一点，低糖饮食并不意味着只吃含糖量极低的食品，甚至不摄入任何糖类。易孕体质的养成需要的是可以控制血糖水平的饮食。

食用高糖食物后，我们体内的血糖水平会急速上升。虽然我们的大脑需要血液中的葡萄糖为其提供能量，但它也不希望血液中的葡萄糖水平（血糖值）出现太大波动。

过量摄入糖类容易导致血糖水平在急速上升后又急速下降。这种大波动会让我们的大脑陷入混乱，最终导致女性内分泌失调，身体也会出现各种不适。

最理想的状态是保证葡萄糖的稳定供应。这就需要我们在日常饮食中坚持低糖饮食，不摄取过多糖类。

我们可以试着尽量远离高糖食品。

高糖食品并不局限于甜品等带甜味的食物。实际上，米饭、意大利面、乌冬面等含大量碳水化合物的主食也属于高糖食品。

其中，尤其需要注意的是"白色主食"。白色主食即精制谷物。精制谷物的含糖量非常高，特别容易引起血糖值飙升。

如果一定要吃，就尽量选择非精制的糙米、黑麦面包、全麦面包等棕色的主食。

如果你无法接受"不吃主食",或者觉得"不吃米饭或面包的生活太痛苦了",那么先试一试减少主食的量,效果也非常明显,我相信这对于大部分人来说都没有太大的难度。

**养成易孕体质的基本要求②** 高蛋白饮食

我来说一说高蛋白饮食。

高蛋白饮食为什么很重要呢？与低糖饮食一样，高蛋白饮食有助于控制血糖水平。

与糖类使血糖水平急速上升不同，摄入蛋白质并不会引起血糖值剧烈波动，食用蛋白质后，血糖的上升和下降都十分平缓。

我在第2章中提到过，蛋白质是组成人体的最基本的营养素之一。对养成易孕体质极为重要的胆固醇也需要与蛋白质结合之后才能在体内移动。"低蛋白、低胆固醇"的饮食会让女性不易受孕。

蛋白质主要分为两种，一种是鱼类、禽类、畜类等食物中富含的动物蛋白，另一种是豆腐、纳豆等豆制品中富含的植物蛋白。

不少女性会刻意控制动物蛋白的摄入。她们要么担心"吃太多肉类或蛋类对身体不好，容易引起肥胖"，要么认为"平时多吃豆腐和纳豆等豆制品就可以了，不吃肉也没关系"。实际上，这样的吃法更容易导致身体缺少蛋白质。在后面的章节我还会详细说明，这主要是因为身体对于豆腐或纳豆等植物蛋白的吸收利用率并不高。

蛋白质无法在体内长期储存，并且我们的身体每天都需要消耗一定量的蛋白质。因此，即使摄入大量的蛋白质也不会导致我们的身体出现异常。

为了控制体重只吃蔬菜会导致身体缺乏蛋白质，虽然体重下降了，但同时身体宝贵的肌肉也会变少，导致身体处于低营养状态，变得十分脆弱。

在这种状态下，女性连基本的健康都无法保证，就更别谈怀孕了。只有保持健康的状态，身体才有可能做好受孕的准备。在这个过程中，蛋白质绝对是不可缺少的营养素。

# 摄入蛋白质也要讲究技巧

摄入蛋白质时需要注意以下几点。

（1）禽畜类、鱼贝类、蛋类、豆制品的量分别控制在一个手掌大小（100g左右）；

（2）动物蛋白和植物蛋白都要吃；

（3）关注各种蛋白质的氨基酸评分；

（4）吃蛋白质含量高的零食。

下面我将逐一说明。

## 1. 禽畜类、鱼贝类、蛋类、豆制品的量分别控制在一个手掌大小（100g左右）

可以多吃的富含蛋白质的食物，主要分为禽畜类、鱼贝类、蛋及豆制品四大类。

我们到底需要摄入多少蛋白质呢？比较合理的吃法是

将禽畜类、鱼贝类、蛋类、豆制品各控制在一个手掌大小的量。

具体到各类食物，一个手掌大小的量相当于牛、羊肉或鱼肉100g，鸡蛋1~2个，豆腐半块，纳豆100g。建议每餐都从这些食物中选择两种，并各摄入手掌大小的量。

由此可见，我们需要摄入的蛋白质的量非常大。需要注意的一点是，一次性摄入大量蛋白质的做法是不可取的。我在前面也曾提到，蛋白质处于不断被消耗的状态，无法在我们体内长时间储存。

因此，"我中午吃了牛排，补充了很多肉质，所以晚上可以不吃了"这种想法是不对的。

我们的身体每时每刻都需要消耗蛋白质。所以，三餐都要摄入适量的蛋白质。

此外，吃鱼时尽量吃整条鱼，这样吃比吃鱼块营养更全面。特别大的鱼整条吃起来比较困难，我们可以选择沙丁鱼或银鱼等体形较小的鱼类。吃整条鱼不仅可以补充蛋白质，还能够补充铁、钙等多种营养素。

高蛋白饮食的另一个好处就是饱腹感比较强。摄入充足的蛋白质可以帮我们减少米饭或面包等主食的摄入量，有利于控制体重及血糖水平。

## 2. 动物蛋白和植物蛋白都要吃

蛋白质来源基本可以分为禽畜类、鱼贝类、蛋类和豆制品四大类。

禽畜类主要有鸡肉、牛肉、猪肉、羊肉等，没有孰优孰劣之分，选择自己喜欢吃的种类即可。鱼贝类除各类鱼块和生鱼片之外，还可以吃小鱼干、扇贝柱、花蛤及金枪鱼罐头等。不过，有一些罐头食品会添加大量的糖类，大家要注意尽量选择无糖的品种。

蛋类的烹饪花样就更多了。可以按照自己喜欢的方式选择生蛋、水煮蛋、煎蛋或者炒蛋。而豆制品类也十分丰富，有豆腐、纳豆、油豆腐、炸豆腐、冻豆腐、无添加豆浆等。

吃这些蛋白质也要讲究一定的技巧，那就是不要只吃单一的种类，应搭配着吃。

但我想强调的一点是，大家要更加侧重于禽畜类、鱼贝类以及蛋类等动物蛋白的摄入。这是因为动物蛋白的吸收效率明显优于豆制品类等植物蛋白，身体对于动物蛋白

## 蛋白质的摄取技巧

每餐从禽畜类、鱼贝类、蛋类及豆制品类这四大类中选择两类，各取一个手掌大小的量。

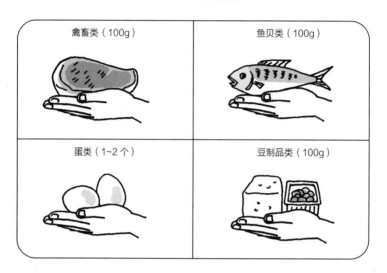

组合例子（1餐的量）

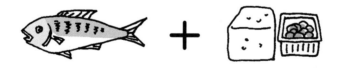

"鱼贝类+豆制品类"这种动物蛋白与植物蛋白的组合会让营养的吸收效果更好。

的吸收利用率更高。因此，要想养成易孕体质，尤其需要多吃动物蛋白。

即便如此，生活中还是有很多人认为"肉和蛋吃多了对身体不好"，于是平时几乎不吃肉类和蛋类，只吃豆腐、大豆等植物蛋白。

当然，适当地摄入植物蛋白也十分重要。不过，既然都下功夫做了饭菜，我们肯定都希望这些植物蛋白能被身体更好地吸收。

为了达到更好的吸收效果，我建议大家将植物蛋白和动物蛋白放在一起吃。这样可以显著地提高植物蛋白的吸收利用率。

例如，在纳豆里打一个无菌蛋，在凉拌豆腐里加一些鱼肉松或肉糜等，这些都是非常好的搭配。

当然，还有一些巧妙的吃法可以让我们同时吃到四类蛋白质。例如，以无菌蛋为蘸料的豆腐寿喜烧火锅或者金枪鱼鸡蛋沙拉等。大家在考虑日常食谱时可以在如何搭配方面多下一些功夫。

### 3. 关注各种蛋白质的氨基酸评分

我们可以通过体重来计算为养成易孕体质每日需要摄入的蛋白质量。在正常情况下，每千克体重需要1~1.5g蛋白质，而孕期每千克体重则需要1.5~2g蛋白质。如果你的体重在50kg左右，那么你在怀孕前每天要保证50~75g蛋白质的摄入，而孕期则需要保证摄入75~100g蛋白质。

一个生鸡蛋大约包含6.5g蛋白质。这么看来，每天需要摄入的蛋白质量确实不小。

而100g牛肉包含20g蛋白质，但这20g蛋白质并不会全部都被身体吸收、利用。

为了更高效地摄入蛋白质，我们需要来了解一下蛋白质的氨基酸评分。

蛋白质由20多种氨基酸构成。蛋白质的氨基酸评分又称蛋白质化学评分，是营养学中用于评价食物中蛋白质营养价值的一个指标，包括必需氨基酸的含量、种类是否齐全、比例是否合理等。这个评分越接近100，说明蛋白质包含的氨基酸种类越均衡，其营养价值就越高。

食物中，鸡蛋的氨基酸评分最高，为100。而牛肉的蛋白质评分是80。100g牛肉中的蛋白质含量为20g，那么，

## 氨基酸评分

我们可以通过食物获得多少蛋白质呢?

| 南豆腐<br>（半块）<br>150g | = | 蛋白质<br>9.3g | × | 氨基酸评分 / 100<br>0.67 | = | 6.2g |
|---|---|---|---|---|---|---|

| 生鸡蛋<br>（1个） | = | 蛋白质<br>6.5g | × | 氨基酸评分 / 100<br>1 | = | 6.5g |
|---|---|---|---|---|---|---|

| 牛肉<br>100g | = | 蛋白质<br>20g | × | 氨基酸评分 / 100<br>0.8 | × | $\frac{1}{2}$ | = | 8g |
|---|---|---|---|---|---|---|---|---|

加热烹调后减半

各类食物的氨基酸评分

| 鸡蛋（整鸡蛋） | 100 |
|---|---|
| 鸡肝 | 93 |
| 牛奶（鲜奶） | 85 |
| 精白米 | 81 |
| 牛肉 | 80 |
| 芋头 | 78 |

| 鲑鱼（生） | 78 |
|---|---|
| 南豆腐 | 67 |
| 蛤蜊 | 66 |
| 面粉 | 56 |
| 西红柿 | 51 |
| 菠菜 | 41 |

与氨基酸评分指数相乘后得出的结果就是16g。

这里需要注意的一点是，肉类经过加热烹调后，其氨基酸的含量会减半。在计算身体所需的蛋白质含量时需要考虑到这一点。例如，鱼肉可以考虑不经过热加工，而是直接做成生鱼片食用，这样营养价值就不会流失。

说到烹调会引起食物营养价值的流失，就不得不提最优秀的食物——鸡蛋了。鸡蛋即使经过加热，其氨基酸含量也不会大幅减少。因此我建议大家每天食用2个鸡蛋。

此外，南豆腐的氨基酸评分为67，只有鸡蛋的一半左右。因此，从营养价值的角度来看，鸡蛋要明显优于豆腐。但就如我前面提到的那样，与鸡蛋等动物蛋白同时摄入可以提高植物蛋白的吸收利用率。

因此，最重要的就是我们要在一日三餐中经常把不同种类的蛋白质组合起来食用。

### 4. 吃蛋白质含量高的零食

许多女性患者听说为了养成易孕体质需要坚持低糖饮食后，都会难过地表示："我最喜欢吃甜食了，要戒掉实在太难了。"或者小心翼翼地问："是不是再也不能吃零食了？"

实际上，营养学疗法强调的是要注意低糖饮食，并没有禁止吃点心或者零食。这对于"下午3点必须吃点东西"的人来说无疑是一个开心的消息吧。

不过，还是要注意避免吃那些容易导致血糖值急速上升的点心或零食。

想吃零食，首选的当然还是富含蛋白质的食物。

现在很多人都会去便利店买一些点心或轻食。提到富含蛋白质的零食，很多人可能没有什么概念。我从营养疗法的角度给大家推荐几款便利店就能买到的富含蛋白质的零食。


◎非油炸坚果

◎奶酪

◎煮鸡蛋

◎无糖酸奶

◎即食小杂鱼干

◎鱿鱼丝（未添加甜料酒）

◎毛豆

天气寒冷的时候还可以选择关东煮里的鸡蛋或者牛筋等食物。

这些食物与甜点相比，饱腹感更强，只要稍微吃一点，我们的胃口就能得到满足。吃的过程中最好多花一点时间，做到细嚼慢咽。

不过还是要提醒大家，这些虽然是富含蛋白质的零食，但吃多了（尤其是奶酪和坚果等）也会造成能量过剩，所以一定要注意控制摄入量。

# 摄入过多糖类容易导致这些问题

我在前一节中强调了低糖饮食的重要性,接下来我来说一说其中的依据。

如今,现代人通过饮食摄入的糖类实在太多了。

超市和便利店里满满当当地陈列着饭团、面包及面条等,让我们可以很方便地依靠这高糖类的食物填饱肚子。

但大家有没有发现,我们吃了这些高糖食物后很快就又开始饿了?

糖类是身体的重要能量来源,但同时也是消耗速度最快的能量。因此,身体在紧急状态下,摄入糖类确实可以快速恢复体力。

而脂肪是身体的另一个重要能量来源。大家对于脂肪的印象可能都不太好,因为脂肪一旦吃多了就会引起肥胖。但从能量消耗的角度来看,这种看法其实并不完全准确。

通过对比糖类与脂肪的消耗方式我们就能明白其中的缘由。

假设这里有一份报纸和一份木炭。

我们都知道报纸比木炭更容易燃烧。糖类就好比报纸，而脂肪则像不太容易燃烧的木炭。

摄入过多的糖类就好比在我们的身体里堆放了一大堆报纸。当燃烧报纸就能提供足够的能量时，身体往往就没有机会去燃烧那些木炭。换句话说，当摄入过多糖类时，身体只要依靠那些糖类就能保证充足的能量供应，因此不需要再去消耗人体脂肪。

也就是说，如果我们持续不断地摄入糖类，体内的脂肪就不会被消耗掉。

控糖减肥法利用的就是糖类和脂肪的消耗特点。限制糖类的摄入后，身体就不得不开始消耗积累的脂肪。体脂不断地被消耗，体重自然就下降了。

我在前面提到过，糖类是身体在紧急状态下的重要能量来源。人体原本就是把糖类当作紧急能量源，而平时的能量源主要是脂肪。但现在我们在饮食中摄入过多的糖类，造成了两者颠倒的局面。

这种局面将会给我们的身体带来各种各样的不适症状。可以想象，过多的糖类摄入会对易孕体质的养成带来极大的负面影响。

# 血糖水平紊乱容易引发各种病症

我反复强调，摄入过多糖类会导致血糖值急速上升。

人体可以分泌激素用于调节血糖水平。进食后，我们体内的血糖水平就开始上升，这时胰腺就会分泌胰岛素来降低血糖水平。

当血糖过高时，多余的部分会被转化为肝糖原或甘油三酯储存在肝脏等部位。相反，当血糖水平过低时，肝脏等部位就会释放糖原。这属于身体正常的调节机制。在这种调节机制的作用下，我们的身体得以保证血糖总是处于一个比较稳定的水平。

但如果平时总是吃过多的米饭、面包、面条和甜点等含糖量高的食物，那么身体的血糖调节机制便容易失灵。

例如，有的人只吃了一点高糖的食物，但胰腺却做出过激反应，分泌过量的胰岛素导致血糖水平急速下降；也有的人进餐后血糖值迟迟不升，或者出现血糖值忽高忽低的紊乱状态。

胰岛素无法正常发挥作用导致血糖值迟迟不下降，于是进一步刺激身体分泌出大量的胰岛素，结果又导致血糖水平急速下降。这种症状被称为低血糖症。现在，越来越多的人患有低血糖症。

实际上，空腹后变得十分焦躁、吃饱后犯困都属于典型的低血糖症状。这些都是由于在低血糖状态下，大脑所需要的葡萄糖得不到稳定供应而引起的症状。除此之外，低血糖还会导致头痛、头晕、失眠、疲劳、注意力无法集中等症状。

血糖水平的剧烈波动或紊乱，不仅会影响我们的身体健康，还会影响我们的精神状态。因此，考虑备孕的女性一定要注意在日常饮食中控制糖类的摄入。

然而，拒绝摄入任何糖类的做法也是不可取的。零糖饮食既容易给我们带来压力，还会让饮食失去其应有的乐趣。很多人之所以减糖失败，往往就是因为过度克制导致无法坚持太久，最终出现反弹。

偶尔奖励自己吃一点甜食或者少量地吃主食，这些其实都是可以的。最重要的是做到长期坚持。

　　只要积极巧妙地控制糖类的摄入，有意识地坚持有助于稳定血糖水平的饮食习惯，我们的身体就一定会出现可喜的变化。

# 糖类与胰岛素之间的关系

接下来我继续深入说明糖类与胰岛素之间的关系。

进食后血糖水平开始上升，这时胰腺就会开始分泌胰岛素来降低血糖水平。

胰岛素将血液中的葡萄糖吸入胰岛素所在的细胞内，再通过细胞的新陈代谢将葡萄糖等物质转化为人体所需的能量供人体组织正常运转，从而达到降低血糖水平的效果。当胰岛素能够正常发挥作用时，人体的血糖值在用餐后的几个小时内就能恢复到餐前的正常水平。

如果一个人总是吃一些含糖量很高的食物，那么胰岛素就会长期处于分泌过剩的状态。胰腺由于长期不停地分泌胰岛素，不能有效休息而陷入疲惫状态，最终导致胰腺的功能出现异常，无法正常分泌胰岛素让其发挥应有的血糖调节作用。

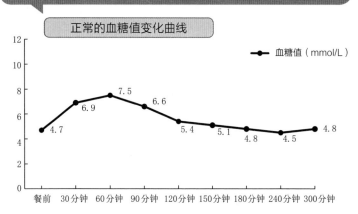

## 维持血糖水平稳定的重要性

### 正常的血糖值变化曲线

与空腹血糖（餐前）相比，血糖值没有剧烈波动，也未引起糖化反应，有利于保持精神状态的稳定。

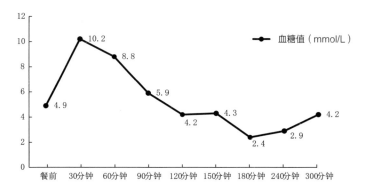

### 低血糖患者（餐后低血糖）的血糖值变化曲线

血糖值急剧下降，餐后180分钟的血糖值只有空腹血糖（餐前）的50%左右。这种血糖值波动容易导致情绪焦躁、注意力不集中等症状。此外，血糖值超过7.8mmol/L还会触发糖化反应，对卵子造成不利影响。

胰岛素无法正常发挥血糖调节作用的状态被称为胰岛素抵抗。

胰岛素抵抗多见于肥胖人群。胰岛素又被称为"催胖激素"。胰岛素功能亢进会促进细胞对糖类的吸收并将其转化为脂肪酸。脂肪酸进而被合成为甘油三酯储存起来，很少有被机体利用的机会。被储存起来的脂肪先变成皮下脂肪，不久之后再转化为内脏脂肪，如此一来，身体储存的脂肪越来越多。

胰岛素还会对怀孕产生重大影响。

一旦出现胰岛素抵抗，即血糖调节功能异常，体内的激素分泌就会出现紊乱。已有研究证实，胰岛素长期分泌过剩容易引起排卵障碍。总而言之，控制血糖对于养护健康优质的卵子至关重要。

保持血糖水平的稳定，不仅有利于消除身体出现的各种不适症状，还可以让身体有效地发挥其原本的力量。当然，生育能力也不例外。想要让身体更容易怀孕，那就赶紧行动起来，在控制糖类的同时保证均衡的营养摄入吧。

## 糖类摄入过多会导致什么后果？

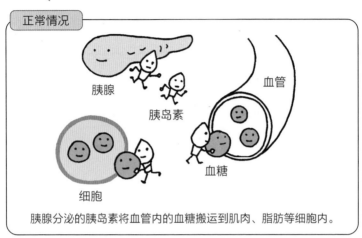

**正常情况**

胰腺分泌的胰岛素将血管内的血糖搬运到肌肉、脂肪等细胞内。

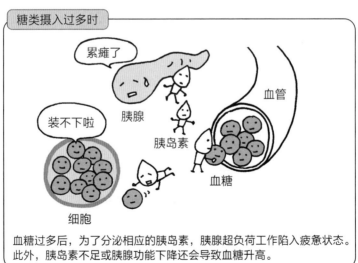

**糖类摄入过多时**

血糖过多后，为了分泌相应的胰岛素，胰腺超负荷工作陷入疲惫状态。此外，胰岛素不足或胰腺功能下降还会导致血糖升高。

# 要有意识地坚持有助于控制血糖的饮食习惯

如何选择不容易升血糖的食物呢？我们可以参考各种食物的GI值。

GI值（Glycemic Index），即血糖生成指数，通过这个指标可以了解某种食物使血糖值升高的速度，如葡萄糖的升糖指数为100。

GI值越高，则血糖值上升的速度越快；相反，GI值越低，血糖值的上升速度就越缓慢。

通过第145页的图表我们可以看出，白米饭、面包片、乌冬面和白砂糖等经过精制的白色食物及土豆、糖果、夹心面包等食物的GI值都非常高。尤其是土豆，大家很容易把它当作一种蔬菜而忽略它的升糖指数，从而过量食用。我们在进餐时，一定要注意选择那些不容易升血糖的，即

GI值比较低的食物。

外出用餐点菜时也可以关注一下各类食物的GI值。例如，选择GI值较低的荞麦面而不是乌冬面，选择全麦面包而不是普通面包切片制作的三明治等。

下面我给大家介绍两个利用食物的GI值确保血糖水平稳定的饮食技巧。

第一个就是注意进食的顺序。

调整进餐的顺序确实可以改变血糖值的上升。最关键的一点就是要从GI值低的食物开始吃起。最好按照"富含膳食纤维的食物（蔬菜等）→蛋白质（肉类、蛋类、豆腐等）→糖类（碳水化合物）"的顺序进食。

例如，先吃蔬菜沙拉或醋拌凉菜、味噌汤等，接着吃肉类或蛋类等以蛋白质为主的菜，最后吃少量的米饭或面包等碳水化合物。

注意，最后摄入的碳水化合物的量一定要少。当然，没有必要完全拒绝主食。外出就餐时剩下太多容易造成浪费，因此可以在点餐时就要求少盛一点米饭。土豆的GI值高达90，一定要注意不要过多食用。最好不吃或者在进餐的最后少量地吃一点。

## 常见食物的GI值

尽量选择GI值低于60的食物。

尽量少吃精制白米、面包切片、白砂糖等高GI值的白色食物。

同时，按照"先吃低GI值的食物，后吃高GI值的食物"的原则进食。

| 60 以下：白色 | 60 ~ 70：灰色预警 | 71 以上：红色预警 |
|---|---|---|

| 食物 | GI 值 | 食物 | GI 值 |
|---|---|---|---|
| 年糕 | 85 | 牛奶 | 25 |
| 精制白米 | 84 | 原味酸奶 | 25 |
| 胚芽米 | 70 | 土豆 | 90 |
| 糙米 | 56 | 红薯 | 55 |
| 法棍面包 | 95 | 玉米 | 70 |
| 切片面包 | 91 | 西红柿 | 30 |
| 黑麦面包 | 58 | 黄瓜 | 23 |
| 100% 米面包 | 50 | 糖果 | 108 |
| 乌冬面 | 80 | 夹心面包 | 95 |
| 龙须面 | 68 | 甜巧克力 | 91 |
| 意大利面 | 65 | 黑巧克力（可可粉 75% 以上，砂糖 24% 以下） | 22 |
| 米粉 | 87 | 杏仁 | 30 |
| 粉丝 | 50 | 花生米 | 28 |
| 纯荞麦面（100% 荞麦粉） | 59 | 咖啡 | 16 |
| 肉类 | 45 ~ 49 | 绿茶 | 10 |
| 鱼类、贝类 | 40 左右 | 红茶 | 10 |
| 豆腐 | 42 | 白砂糖 | 110 |
| 纳豆 | 33 | 红糖 | 99 |
| 奶酪 | 35 | 蜂蜜 | 88 |
| 鸡蛋 | 30 | | |

其他蔬菜的GI值普遍都比较低。蔬菜中的膳食纤维可以延迟糖类的吸收，因此适合最先开始吃，有助于减缓血糖值上升的速度。此外，增加咀嚼食物的次数、放慢进食的速度也有助于防止血糖值上升过快。这在忙碌的生活中实践起来确实有一定的难度，但我还是希望大家能够有意识地尽量放慢进食的速度。

第二个有助于稳定血糖水平的办法就是少食多餐。

一日三餐是比较普遍的进食习惯，但营养疗法建议大家一日分五餐进食。除正常的三餐之外，在早、午餐及午、晚餐之间分别安排一次少量的进食，尽可能地缩短两餐之间的间隔时间。这个做法可以切实有效地控制血糖水平的上升。

血糖值一般在进食后开始上升，然后逐渐下降并趋于稳定。两餐之间的间隔时间短，血糖值的升降就会趋于缓慢，而两餐之间的间隔越长，也就意味着空腹的时间越长，这样一来血糖的波动就会变得比较剧烈。

因此，不吃早餐或者一天只吃两餐的做法不适合需要控制血糖波动的人。而一日增加到五餐，缩短两餐之间的间隔，可以有效防止血糖水平急剧变化，也更有利于保持血糖水平的稳定。

　　当然，两餐之间的加餐不可以吃容易升血糖的点心。建议选择第131页中介绍的坚果、奶酪、煮鸡蛋等"高蛋白低糖类"的食物。同时还要注意控制进餐的量，如10颗杏仁、2小片奶酪、半块豆腐或1个煮鸡蛋就足够了。

　　此外，可以在晚上入睡前极少量地吃一点夜宵。建议选择酸奶、热牛奶、鸡蛋汤等以蛋白质为主的食物。我通常会在睡前吃含有蛋白质或氨基酸的营养补充剂，这可以让我的血糖水平更加稳定、睡得更香。椰子油也是一个非常不错的选择。

# 果汁或蔬菜汁的含糖量超出我们的想象

含糖量高的食物不只有米饭、面包等主食或糕点。我们往往比较容易忽略水果中的糖类。实际上，水果的含糖量比我们想象的高得多。

水果富含维生素、膳食纤维及多酚等抗氧化成分，因此在我们的印象中，吃水果要比吃糕点健康得多。

但实际上，水果的含糖量高得惊人。其中，果糖（单糖）的含量尤其丰富。有研究表明，摄入过多的果糖容易引起肥胖和其他多种生活方式病。

如前所述，在通常情况下，人体摄入糖类后血糖值上升，这时身体就开始分泌胰岛素以降低血糖水平。但果糖是一个例外。果糖的摄入不会触发身体分泌胰岛素，并且身体细胞吸收果糖也无须胰岛素的协助。这种机制导致的后果就是血液中充满了糖类，而胰岛素却对其无动于衷。

这是因为果糖可以通过其他途径进入细胞内。胰岛素无法发挥降低血糖的作用，于是血液的含糖量越来越高，果糖不受约束地、源源不断地进入细胞。

此外，人体的饱腹中枢对单糖不敏感。换句话说，即使吃了很多水果，也不会出现特别明显的饱腹感。有些特别喜欢吃水果的人甚至会觉得"不论给我多少水果我都吃得下"。虽然水果吃起来毫无压力，但吃太多水果不仅容易引起肥胖，还会引发糖尿病等生活方式病。

过去的水果甜度不高，但如今，在品种改良等技术的帮助下水果变得越来越甜，大家都觉得水果越甜越好吃。但不得不说，现在水果的甜度已经达到了过去水果无法企及的高度。

有一些女性朋友还会为了美容吃一些水果干。水果干看起来似乎比糕点更健康，但实际上水果干也暗藏着健康陷阱。

与新鲜水果相比，水果干中的糖被进一步浓缩，因此含糖量非常高。有的水果干甚至还会额外添加白砂糖调味。吃这种水果干相当于同时吃水果和白砂糖。

当然，吃水果可以为我们的身体带来许多好处，因此绝对不是说不可以吃水果，而是要学会科学地吃水果。我们可以尝试着遵守以下规则。

首先，尽量选择甜度较低的水果（如葡萄柚、柑橘、番木瓜、枇杷等）。

其次，在早餐的最后吃少量水果。如果吃少量的水果无法让你得到满足，那么可以试着把水果加到无糖酸奶里一起吃。与单独吃水果相比，将水果和酸奶放在一起食用不仅可以延缓糖类的吸收速度，还可以同时补充蛋白质和钙等营养素。

如果实在想吃含糖量高的水果（如香蕉、草莓、哈密瓜、菠萝、桃子、梨等），可以将它们当作餐后甜点，少量地吃一点。除此之外，还有一个好办法就是将水果冷冻之后再吃。冷冻后的水果吃起来速度比较慢，这样也可以减慢身体吸收糖类的速度。

另外，少吃或不吃水果罐头。这是因为罐头中糖水的含糖量过高。

同样需要少吃或不吃的还有100%果汁。水果榨成果汁后饮用，其中的果糖会快速进入人体，从而导致血糖急速上升。

蔬菜汁也同样如此。人们常常认为市场上销售的蔬菜汁十分健康，但实际上，商家通常会往蔬菜汁里添加许多橘子或苹果等水果中的果糖来提升口感。

大家不觉得把蔬菜加工成蔬菜汁再喝是多此一举吗?

将食物放入口中，认真地咀嚼后吞咽、消化，再被吸收，这才是我们身体原本的、正常的消化食物的过程。

# 肠道细菌真的会遗传吗

　　既然提到了消化、吸收的话题，那么就不得不聊一聊我们的肠道了。

　　无论我们的饮食搭配多么均衡、食物包含的营养价值多么高，一旦我们的肠道状态不好，这些营养也就无法被身体有效吸收。

　　易孕体质与肠道之间似乎没有什么关联性，但我可以毫不夸张地说，肠道健康是所有健康的基础。肠道环境不好，身体健康就会受到影响，成功怀孕的概率也就更低。

　　在肠道内长期与人体共存的细菌有3万种，数量多达100万亿。这些共生菌遍布我们的肠道黏膜。因此，肠道内的细菌群又被称为肠道菌群。

　　实际上，生活在肠道黏膜内的菌群在我们每个人出生时就已经出现了，并且菌群的构成在1岁之前就基本固定，一生中都不会发生太大的变化。这是因为胎儿在出生经过产道时就继承了妈妈的肠道菌群。

当胎儿还在妈妈的肚子里时，他们的肠道处于无菌状态。当分娩通过妈妈的产道时，他们会吞咽产道内的细菌。这样妈妈的肠道菌群就转移到了胎儿体内。

换句话说，妈妈在肠道菌群紊乱的状态下怀孕将会影响宝宝出生后的肠道菌群。因此，妈妈们最好在怀孕前就调整好自己的肠道环境。

那么，对于肠道环境不佳的妈妈生育的孩子，我们有什么办法可以帮助他们改善肠道菌群呢？我在上文也曾提到，肠道菌群的构成成分在1岁左右确定后，基本一生都不会再发生变化了。那么，事到如今再想办法是否太迟了呢？答案是否定的。

肠道细菌大致可分为3类：乳酸菌等有益菌、大肠埃希菌等有害菌及条件致病菌。条件致病菌就像墙头草一样，当有益菌"强大"时，条件致病菌就会很安分；反之，条件致病菌就会与有害菌一起破坏肠道健康。而肠道内的大部分细菌都属于条件致病菌，因此只要想办法让有益菌群壮大起来，肠道环境就可以得到显著的改善。

换言之，我们虽然无法改变自己从妈妈那里继承的肠道细菌种类，但可以改变有益菌和有害菌之间的均衡关系。实际上，这两者间的均衡状态一直处于动态变化之中。

我们想要改善肠道细菌的均衡关系，就必须调整饮食习惯。

通过观察肠道环境不佳者的日常饮食我们发现，他们在日常饮食中极少摄入蛋白质，而是以面包等碳水化合物为主。例如，早餐只吃面包和水果，或者只喝一杯果昔，有的甚至不吃早餐。不吃早餐会让空腹的时间变得更长，等到吃午餐时血糖值就会一下子升得很高。

肠道环境不佳的人还有一个共同特点就是特别喜欢吃甜食。

我们都知道，多吃富含膳食纤维的食物对于改善肠道环境非常重要。特别是有便秘倾向的人，需要多吃一些海藻等富含水溶性膳食纤维的食物。

在此基础上，还可以有意识地多吃一些传统的发酵食品，比如腌菜、纳豆、酱油及味噌等。

虽然通过积极摄入膳食纤维和发酵食品等途径增加肠道内有益菌的数量很重要，但同时如何不减少肠道内有益菌的数量也十分关键。

从某种意义上说，不让肠道有益菌的数量减少比增加肠道内有益菌数量的难度更高。这是因为在我们现代人的饮食中，加工食品占了很大比例。这些加工食品很可能会杀死我们肠道内的有益菌。加工食品往往使用大量的食品添加剂，而这些食品添加剂中的很多成分都会损害肠道内的有益菌，减少其数量。

除此之外，用于治疗感染的抗生素等药物也会杀死肠道内的有益菌。很多人服用抗生素后会腹泻就是这个原因。服用抗生素引发肠道环境紊乱，进而导致身体的免疫力下降，这就本末倒置了。因此，为了保护我们的肠道环境，建议大家不要轻易服用抗生素。

当然，在有些情况下服用抗生素是必要且有效的，因此大家千万不要自行判断并随意中止服用抗生素。生病时最好及时去医院就诊，请医生判断是否需要服用抗生素。

# 学会区分好油脂和坏油脂

我想，当你读到这里时，应该不会再认为"油脂是引起肥胖的元凶，对身体有百害而无一益"了。

油脂的主要成分是脂肪酸，可以分为饱和脂肪酸和不饱和脂肪酸两大类。而不饱和脂肪酸又可以进一步分为单不饱和脂肪酸和多不饱和脂肪酸两种。人体内的脂肪酸有20多种，有的是从食物中直接获取的，有的则是在体内合成的。

需要注意的一点是，并不是所有的油脂都对我们的健康有益。

从健康角度，我们可以将油脂分为好油脂和坏油脂。

其中，反式脂肪酸就是典型的对健康有害的坏油脂。反式脂肪酸被认为会加速衰老，并增加癌症、心脏病等疾病的患病风险，欧美国家已经开始制定相关政策法规限制反式脂肪酸的使用，但日本目前还没有出台相关的限制措施。

人造奶油、沙拉酱、糕点面包、速食食品中常用的起酥油、冰激凌及薯条等加工食品中都含有大量反式脂肪酸。美国的一份研究报道指出，反式脂肪酸容易引起排卵障碍、受精失败及胚胎发育不良等严重后果。因此，为了身体健康着想，也为了能够更顺利怀孕，女性朋友们一定要尽量远离上述食品。

除反式脂肪酸外，油炸食品中的油也存在极大的健康隐患。

当然，不吃任何油炸食品也不现实。在这里，我希望大家记住并遵守一个原则——不吃那些已经放置一段时间的油炸食物。

这是因为放置一段时间后的油脂会发生氧化反应，形成过氧化脂质。这种物质会使身体发生氧化反应，卵子也无法幸免，严重影响卵子质量。

很多人习惯在外出就餐时点油炸食物。但实际上，餐饮店里的油接触空气的时间普遍比较长，发生氧化反应的可能性也更高。因此，如果实在想吃油炸食品，尽量在家自己动手用新鲜的油来炸，并在食物出锅后尽快食用。

油酸是不饱和脂肪酸的一种，它不容易发生氧化反应，因此很适合在烹饪中使用。橄榄油是高油酸的代表。建议大家在家里做菜时多选用橄榄油。

此外，红花籽油、玉米油、葵花籽油、棉籽油及芝麻油等常见的植物性食用油富含ω-6系列多不饱和脂肪酸，亚油酸的含量十分丰富。ω-6系列多不饱和脂肪酸本身并不坏，关键是要控制摄入量。遗憾的是，现代人的饮食习惯很容易导致摄入过量的ω-6系列多不饱和脂肪酸。

与此对应的，我希望大家多摄入ω-3系列多不饱和脂肪酸。亚麻籽油、白苏子油、鱼油（EPA及DHA）及紫苏籽油等都富含α-亚麻酸。

在我们日常的饮食中，ω-3系列多不饱和脂肪酸的摄入量明显过少。关键是要均衡地摄入ω-6系列和ω-3系列多不饱和脂肪酸。我们通过日常饮食摄入的ω-6系列多不饱和脂肪酸已经十分充足，因此需要有意识地多补充一些ω-3系列多不饱和脂肪酸。

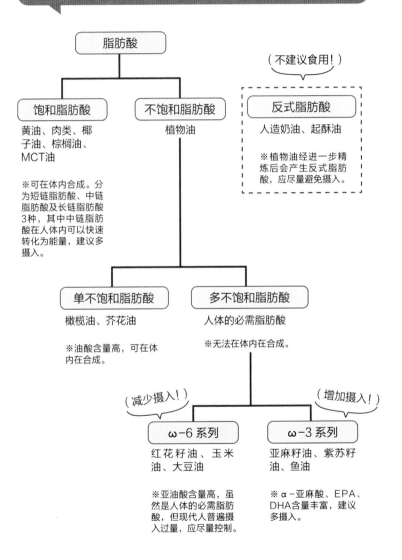

# 脂肪酸的种类

脂肪酸

**饱和脂肪酸**

黄油、肉类、椰子油、棕榈油、MCT油

※可在体内合成。分为短链脂肪酸、中链脂肪酸及长链脂肪酸3种，其中中链脂肪酸在人体内可以快速转化为能量，建议多摄入。

**不饱和脂肪酸**

植物油

**单不饱和脂肪酸**

橄榄油、芥花油

※油酸含量高，可在体内在合成。

**多不饱和脂肪酸**

人体的必需脂肪酸

※无法在体内在合成。

（减少摄入！）

**ω-6 系列**

红花籽油、玉米油、大豆油

※亚油酸含量高，虽然是人体的必需脂肪酸，但现代人普遍摄入过量，应尽量控制。

（增加摄入！）

**ω-3 系列**

亚麻籽油、紫苏籽油、鱼油

※α-亚麻酸、EPA、DHA含量丰富，建议多摄入。

（不建议食用！）

**反式脂肪酸**

人造奶油、起酥油

※植物油经进一步精炼后会产生反式脂肪酸，应尽量避免摄入。

# 压力过大也会引起营养不良

压力过大容易引发人体营养不良。这是因为压力会消耗一定量的营养素。

可能大家会问这跟怀孕有什么关系呢？不知道大家是否听说过一停止不孕治疗就成功怀上宝宝的例子。实际上，我们医院就有很多这样的真实案例。

不得不说这主要是因为当事人从备孕的巨大压力中解脱了出来，身心处于放松的状态，于是很快就怀孕了。

不可否认的是，不孕治疗的时间越长，治疗本身就会变成一种巨大的压力让患者无法喘息。

实际上，雌性激素的分泌，尤其是与怀孕相关的性激素很容易受到其他激素的影响。

例如，过度减肥导致的闭经，就是身体为了优先保证生命的运转，暂时抑制了性激素的作用而产生的结果。性激素与机体"生死存亡"的关系不太紧密，因此一旦机体进入危机状态，性激素就很容易被我们的身体忽视。

我们的身体为了缓解压力会分泌肾上腺皮质激素，保护身体免受压力侵害，这是机体维持生存需要优先处理的事情。换句话说，身体在想方设法排解压力的情况中，是不可能优先处理怀孕这件事的。

压力越大，身体分泌的肾上腺皮质激素就越多，而这个过程需要消耗大量的营养素。其中典型的代表就是维生素C和B族维生素。

我在第2章中建议大家多补充维生素C以防止压力过大，就是因为在压力过大的状态下，身体需要消耗大量的维生素C。

这里所说的压力除了精神方面的冲击给身体带来的压力之外，还包括酷热、寒冷等温度的变化，轻微的感冒带来的身体不适，吸烟、饮酒、吃过多甜食以及过量运动等对身体造成的负担。维生素C能够发挥极好的抗氧化作用以帮助我们对抗这些压力。

一旦感受到压力，我们的身体就会产生活性氧。当活性氧的数量积累到一定程度时，身体细胞的老化速度就会加快，发生氧化反应。而细胞发生氧化反应并受损后就会加快身体各部位的老化速度，这不仅会降低怀孕的成功率，还会引发各种疾病。而维生素C具有的抗氧化作用可以帮助我们"击退"这些活性氧。

需要注意的一点是，人体无法合成维生素C，因此需要我们通过日常饮食积极地摄入。

身体在压力过大时需要大量消耗的另一种营养素是B族维生素。

B族维生素被称为"代谢维生素"，可以帮助人体将糖类转化为能量，同时还具有分解乙醇（酒精）的功能。

缺乏B族维生素容易导致身体出现疲倦、焦躁及注意力不集中等症状。作为代谢维生素，B族维生素特别容易被身体消耗掉，因此很多人都缺乏这类营养素。

B族维生素还与大脑的智力活动密切相关。对于工作中需要经常使用电脑等电子设备的脑力劳动者来说，工作本身就会带来巨大的压力，因此，他们体内B族维生素的消耗量非常大。尤其是那些从事事务性工作或者依靠电脑开展工作以及工作中需要高度集中注意力的人，他们绝大多数都有B族维生素缺乏症。

此外，身体在摄入大量甜食、吃得太饱或摄入酒精等状态下也需要消耗大量的B族维生素。很多人会在饮酒过多或宿醉后感到头痛，这就是B族维生素被大量消耗后引起的症状。

B族维生素在动物性食物中含量丰富。因此，平时不爱吃禽畜肉和鱼肉的人很容易缺乏B族维生素，更要注意积极补充。

# 千万不要给自己太大的压力

到目前为止，我从多个角度介绍了怎么吃可以帮助女性顺利怀孕。

最后，可能听起来有点矛盾，我想对大家说的是：凡事量力而行，适可而止，不要事事追求完美。

我之所以特意强调这一点，主要是因为在我的印象中，越是那些长时间遭受不孕问题困扰、怀孕意愿超级强烈的人，越会一板一眼、毫不松懈地实践我提出的这些建议，有的人甚至为此陷入了神经质的状态。

有些患者十分认真地遵守我们给出的营养建议和饮食指导，有的还会仔细记录自己的饮食日记，把自己在几个月内一日三餐吃的食物都一一记录下来。

这种认真努力的态度令我感到无比佩服。但同时，我也很担心患者的这种认真和投入会把她自己逼入绝境，反而不利于怀孕。

在前面的内容中，我强调了压力与怀孕之间的关联性。长期以来，我目睹了太多女性为备孕付出的煎熬和努力，也十分了解她们在这个过程中所承受的巨大压力。

但我想告诉大家的是，我们追求的重点并不是完美的饮食搭配，而是顺利怀孕。

当然，戒烟、戒酒等是必须的，但零咖啡因，拒绝一切糕点、甜食等过度克制的做法也不可取。

还有一些人认为不孕治疗需要静养，因此就不再坚持运动了。就如我反复强调的那样，为了顺利怀孕而过度运动只会引起反效果，但也没有必要为此完全放弃自己一直坚持的运动项目。

在备孕的过程中，女性越迫切希望怀孕，就会变得越焦虑。因此，我十分理解大家严格要求自己认真对待每一件对怀孕有利的事情的做法。但同时，我也希望大家在这个过程中能尽量保持放松的心态，不要给自己太大的压力。

# 第4章

# 永葆卵子年轻
# 的秘诀

卵子的数量多并不意味着质量好。

——古贺文敏

# 女性生育年龄的上限是多少岁

有生育计划的人，尤其是超过30岁的女性最为担心的应该就是卵子老化的问题了。

2012年，日本有一档电视节目针对卵子老化的问题进行了专题介绍，让更多的人了解到原来卵子是会老化的。但这并不是什么新发现，实际上很多医疗工作者一直以来都深知这一点。

只不过当时不少杂志都将40岁以上女性的备孕活动作为专题进行报道，众多女性备受打击。据说当时杂志社收到了大量投诉，很多读者抱怨："事到如今才告诉我们这些已经太晚了！"

人类原本就比其他动物更难怀孕。20多岁的夫妻在每个月经周期内的平均怀孕概率只有25%左右，而40岁以上的夫妻每个月经周期内的平均怀孕概率还不到10%。

那么，是否超过45岁就不可能自然怀孕了呢？答案当然是否定的。日本明治时代（1868—1912年）还有不少50多岁怀孕并顺利分娩的例子。不过，那时候的女性之所以到了50多岁还能怀孕，主要得益于多胎生育。经历怀孕后，子宫动脉会变粗，有助于改善子宫的血液循环，让子宫及卵巢变得更加年轻。

如今，随着社会的发展，晚婚现象越发普遍，高龄初产妇也越来越多。从女性年龄的角度考虑，妇产科医生通常会建议患者尽快开始接受不孕治疗，而不是单纯地等待自然怀孕。然而，不孕治疗能够做到的其实只是提高卵子和精子结合的概率。从这个意义上来说，治疗前改善备孕女性自身的身体素质，让身体更适合孕育胎儿，这一点尤为重要。

# 卵子的数量多并不意味着质量好

在女性来初潮前，即发生排卵之前，卵巢内就蕴藏着许多原始卵泡。据说，女性在出生之前（还在妈妈子宫里时），其卵巢内的原始卵泡多达700万个，出生时下降至约200万个，而到了青春期进一步减少至约40万个，最终到了停经的阶段只剩下1000个左右。

实际上，卵巢内保存的卵子在女性出生前就已经形成，并且在女性出生后也不会再形成新的卵子。这就是卵细胞与每天都在更新换代的其他体细胞的最大区别。这意味着卵子将跟随女性年龄的增大而慢慢变少和变老。

值得注意的一点是，卵巢的状态不仅随着年龄的增长发生变化，而且还会受到压力、身体状态等多种因素的影响。了解卵巢状态的一个重要检测手段就是本书多次提到的抗米勒管激素检查（AMH）。该项检查在大约10年前才开始临床应用，而在那之前只能通过促卵泡激素（FSH）水平来评估卵巢的功能。实际上，FSH这种激素只有在卵巢功能大幅度下降之后才会上升，因此，无法提示卵巢早期功能衰退。

作为妇产科医生，我们每天都会通过B超观察众多患者盆腔内的情况，因此都会下意识地根据卵巢的大小和卵泡的数量等信息来分析、评估患者卵巢储备功能的变化，比如评估AMH曲线。

但我们很难客观地向来医院就诊的患者说明其卵巢功能发生的变化。在某种意义上，了解自己卵巢的真实状况可能会让抱有怀孕希望的女性因此深受打击。

假设一位35岁左右的女性，在结婚2年后前往医院检查却被告知"最好立即着手准备体外受精"，她一时无法接受，因此拒绝再去那家医院，转而开始中药调理或投入瑜伽等健身运动，或者开始注意营养管理，却采用了不当的饮食方法。这样经过两三年之后，当她再次来到医院时很可能发现自己已经接近停经的状态。现实中，这样的例子不胜枚举。

总而言之，了解自己的卵巢状态对于抓住弥足珍贵的怀孕机会极为重要。

第173页上方的图表中展示的是日本各年龄段的不孕患者的AMH值分布情况。从图表中可以看出，即使是同一年龄段的人，AMH水平的偏差也相当明显，并且随着年龄的增长整体呈现下降趋势。

值得注意的是，这项指标体现的主要是卵子的数量而非质量。

例如，在辅助生殖治疗过程中，AMH水平可以很好地帮助我们判断患者可采集的卵子数量，但无法据此判断这些卵子的质量。很多患者通过这项检查发现自己的AMH数值低于平均水平后就对怀孕失去了信心，但实际上没有必要过分在意这一点。日本很多不孕患者患有多囊卵巢综合征（PCOS），虽然她们的卵子数量很多，却不容易排卵，这可能是造成日本女性平均AMH水平偏高的一个重要因素。

第173页下方的图表展示的是美国各年龄段的不孕患者的AMH水平变化曲线。当你测出自己的AMH值比较低时，对照这张图表找一找自己所在的位置，相信你就不会那么焦虑了。

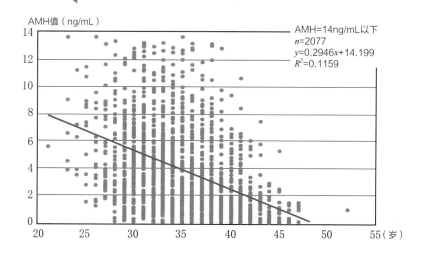

日本各年龄段的不孕患者的AMH值分布情况

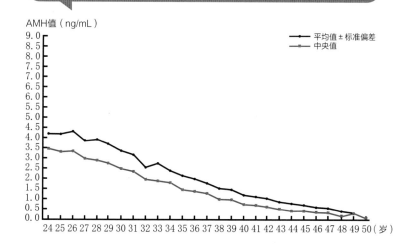

美国各年龄段的不孕患者的AMH水平变化曲线

# ● 10个好习惯帮你养成易孕体质

营养疗法对于易孕体质的养成具有十分显著的作用，迄今为止许多女性都在我的帮助下成功实现了当妈妈的愿望。与此同时，我也在实践中不断地思考和总结如何更好地帮助女性养成易孕体质。以下10条是我到目前为止总结出的可以帮助女性养成易孕体质的好习惯。

有些内容可能会与前文介绍的饮食方法及营养素的部分有所重合，大家可以借此机会做一个小结，加深印象。

## 1. 积极摄入蛋白质

确保通过鸡蛋、肉类等食物摄入充足的蛋白质。建议每天吃50g以上鸡蛋和350g左右牛肉。估计大家会觉得坚持每天都吃这么多有点困难。由于吃太多蛋白质也没法在体内储存，因此大家也可以通过氨基酸蛋白补充剂等营养剂来补充身体所需的蛋白质。每餐需要保证20g左右的蛋白质摄入量，因此一天吃2个鸡蛋也不算多。

## 2. 让身体通过燃烧脂肪获取能量

早餐只喝添加了MCT油的咖啡再加一点蛋白质，并且在午饭前不摄入任何糖类，尽量让身体通过燃烧脂肪产生酮体来获取机体运转所需的能量。此外，轻断食，即夜间不摄入任何糖类的时间达到10小时左右，可以让脂肪更容易燃烧、产生更多的酮体。同时，这种做法也会让我们在第二天上午感觉头脑更加清醒。

## 3. 减少小麦粉制品（麸质蛋白）的摄入

近来，无麸质食品越来越受到人们的关注。无麸质食品，就是将小麦等谷物中含量十分丰富的麸质蛋白剔除。面包、意大利面、披萨、拉面、乌冬面、蛋糕及曲奇等食品中都含有大量的麸质蛋白，这类食品一定要少吃。欧美国家比较常见的麸质过敏症就是由麸质蛋白引起的。实际上，除了麸质过敏，麸质蛋白还让许多人患上了各种各样的炎症。此外，有研究表明，麸质蛋白还会像麻醉药一样让人上瘾，我们一定要有意识地减少摄入。当遇到一些特别的日子或在宴会结束时，我们可以把含麸质蛋白的食品当作甜点少量食用，但绝不可以在日常饮食中经常食用这类食品。已有相关研究指出，麸质蛋白不仅容易导致肥胖，还会引起需要靠药物才能缓解的头痛、花粉过敏及肠道炎症等原因不明的病症。

### 4. 坚持有助于稳定血糖的饮食习惯

坚持低糖饮食，将随机血糖水平控制在7.8mmol/L以下，就可以有效地帮助身体避免产生容易导致机体老化的糖基化终产物（AGEs）。吃饭时先吃蔬菜沙拉并多吃低GI值的食物。这就意味着需要大家在日常生活中坚持低糖饮食。目前日本人平均每天摄入的糖类高达200g，因此我建议大家尽量减少到60g，或者至少减到100g左右。需要注意的是，千万不要因为一味地想要限制糖类而过度减少热量的摄入。这将会导致全面性的营养不良，让身体出现更加严重的问题！只考虑限制糖类而忽略了营养的均衡，这种做法容易导致身体整体的热量摄入不足。我们通过最新研究发现，总胆固醇水平越高，提示卵巢储备功能的AMH水平越高。

此外，在卵泡及输卵管中都检测到了由脂肪燃烧后产生的酮体，这说明脂肪对于妊娠是必需的。

## 5. 水果不是健康食品，而是嗜好品

多吃水果会让皮肤变美，这其实是一种幻想。在大自然中孕育的水果确实非常美味，但水果中的果糖会让我们的血糖水平飙升。因此，建议大家平时不要吃太多水果。

尤其需要小心的是果汁。除了在婚礼或宴会等特别场合，吃完主食后可以喝一点果汁，其他时候就不要碰了。

## 6. 细嚼慢咽才能让营养被充分吸收

吃饭时要做到细嚼慢咽。如果摄入了各种营养素却不能被身体充分吸收，那就达不到理想的效果。因此，进餐时做到细嚼慢咽非常重要。同时，口腔是消化道的门户，大家要重视口腔的定期护理。

此外，育龄女性一旦感染幽门螺杆菌，不仅会影响自身的营养吸收，还会传染给即将出生的胎儿。因此，一定要在怀孕前做好相关的检查，早发现，早治疗。

### 7. 重视肠道健康

最好每天排一次便。近年来，肠道菌群成为十分热门的研究领域。为了维持肠道健康，首先，尽量减少摄入麸质蛋白，避免肠道出现肠易激综合征等炎症，其次，保持心情放松，让副交感神经处于优势地位，确保肠道蠕动更加顺畅。

### 8. 备孕期间也需要适当运动

在备孕期间给自己巧妙地安排一些运动吧。定期开展有氧运动，每周坚持1~2次肌肉锻炼。可以尝试一些50分钟左右的轻量级肌肉锻炼，每周2次就足够了。需要注意的是，如果身体没有充足的营养摄入，那么仅靠在健身房里拼命锻炼收效甚微。在运动的同时，一定要保证日常饮食中摄入充足的蛋白质。

### 9. 积极调整心态

一定要记得用阳光的心态去生活，随时迎接好"孕"气的到来。每天接诊前，我都会给办公室窗前的杨桐树枝换一换水，并默默给自己鼓励。特别是在身心状态不佳或者对生活、工作丧失信心的时候，这种鼓励能够重新给我带来极大的勇气。

体外受精不顺利或者月经再一次到来，越是这些难过的时刻，我们越要想一想与我们一路相互扶持的丈夫。或许你会惊觉，自己在这段时间里只顾着备孕，已经好久没有听丈夫聊一聊工作上的事情了。

### 10. 吃一些值得信赖的营养补充剂

现代的日常饮食已经很难为我们的身体提供所需的全部营养素，因此我们可以积极地服用一些营养补充剂。哪怕只是补充一些具有抗氧化作用的维生素C及维生素E，也能给我们的身体带来不少益处。

不过，从专业的角度来看，那些品质没有保障的营养补充剂还是少吃为好。一般来说，正规的营养补充剂价格普遍比较高，但实际上大家很难通过成分表判断其质量的好坏。因此，建议大家尽量通过可靠的渠道购买所需的营养补充剂。

# ● 怀孕的最佳时机

　　当把身体调养成易孕体质之后，我们还需要了解如何增加怀孕的概率，即什么时候是怀孕的最佳时机。

　　精子进入阴道后可以继续存活4~5小时，而到达子宫颈或输卵管内的精子，会继续保持活力，并且受精能力可以达到72小时以上。

　　卵子则比精子更容易发生老化，卵子能够与精子结合的时间基本在排卵后的12～24小时。

　　哥伦比亚大学的几位研究人员以965名孕妇为研究对象，对她们的性生活日期、怀孕率及流产率之间的关系展开了研究。研究结果表明，从排卵前3天到排卵后1天，在这5天内安排性生活的女性，怀孕的概率更高，流产的概率更低。

　　其中，在排卵前1天安排性生活的怀孕概率最高，而在排卵当天发生性生活的怀孕概率只有前一天的67%。还有的孕妇是在排卵前9天进行的性生活，这说明精子在女性体内存活并具备受精能力的时间最长可以达到10天左右。

调查还指出，性生活安排在排卵日3天之前的流产率较高，这主要是由精子老化引起；而性生活安排在排卵日3天之后的流产率较高则是由卵子的老化引起的（第182页上方图表）。

此外，巴雷特、马歇尔及威尔克库斯等人也在各自的研究中（第182页下方图表）指出，在排卵日前1～2天安排性生活的怀孕概率最高，而在排卵日当天安排性生活的怀孕率会相对下降。

很多人担心频繁的性生活会影响精子的数量及活力，但实际上性生活次数并不会对精子的质量产生太大的影响。如果能够在排卵期安排多次性生活，那么怀孕的概率肯定会更高一些。

现在，我们可以很方便地通过基础体温或排卵试纸监测自己的排卵日期。总而言之，在排卵日之前（尽可能安排在排卵前1天或排卵前2天），以及排卵日当天安排多次性生活可以有效地提高怀孕的概率。

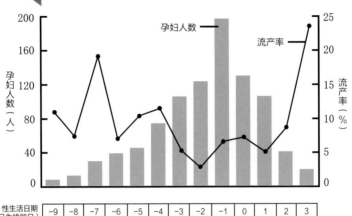

| 性生活日期<br>（0日为排卵日） | -9 | -8 | -7 | -6 | -5 | -4 | -3 | -2 | -1 | 0 | 1 | 2 | 3 |
|---|---|---|---|---|---|---|---|---|---|---|---|---|---|
| 孕妇人数（人） | 9 | 14 | 31 | 41 | 47 | 76 | 108 | 126 | 200 | 134 | 110 | 44 | 25 |
| 流产人数（人） | 1 | 1 | 6 | 3 | 5 | 9 | 6 | 4 | 14 | 10 | 6 | 4 | 6 |
| 流产率（%） | 11.1 | 7.1 | 19.3 | 7.3 | 10.6 | 11.8 | 5.5 | 3.2 | 7.0 | 7.5 | 5.5 | 9.1 | 24.0 |

## 预计排卵日与怀孕成功率

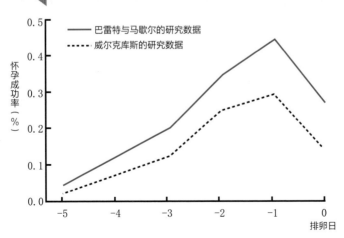

# 如何决定开始人工授精或体外受精的时间

前一小节我讲的是如何把握受孕的最佳时机。如果在半年到一年内仍然无法自然怀孕，那么接下来就应该果断地选择人工授精等手段来助孕了。

人工授精是指从男方身上采集精子，经过筛选、处理后保留质量好的精子，再通过细长柔软的管子将其输送到女方的子宫内。经过处理后的精子寿命通常比较短，因此需要配合女方的排卵过程进行操作。我在上一小节提到在排卵前一两天安排性生活的怀孕概率最高，但人工授精需要配合排卵同时进行，因此授精的最佳日期与自然怀孕有所不同。

不过，人类的人工授精成功率并不高。据说，圈养牛的人工授精成功率在50%左右。虽然现代科技对于人类排卵日期的预测应该比对牛的预测更准确，但人类的人工授精实际成功率更低，只有8%左右。从这个角度来说，人工授精对于人类的助孕效果其实并不是特别好，比较适合于那些输卵管没有大问题、精子质量也不错的夫妻。

大多数通过人工授精成功受孕的女性是在5次以内成功的。但那些超过40岁的女性，如果尝试3次都没有成功，后面再受孕的概率也不太大了。因此，如果尝试几次人工授精都不顺利，建议尽早做下一步打算。

现在的不孕治疗以体外受精、显微受精等人类辅助生殖技术（ART）为主。体外受精的做法是通过促排卵药加快卵子成熟，并经阴道采集大量卵子后，在培养室里完成卵子与精子的结合过程。而显微受精技术与体外受精类似，唯一的区别是后者在采卵后需要在显微镜的帮助下用细针将精子直接注入卵子内部。

在日本，22个新生儿中就有1个是通过这种辅助生殖技术出生的。以前，这些通过辅助生殖技术出生的孩子被称为试管婴儿，他们的父母大多会刻意隐瞒自己接受过相关治疗的经历。但随着医疗的发展和相关制度的完善，越来越多的人认识到辅助生殖技术是一种既安全又有效的生殖手段。

女性的怀孕成功率从38岁开始逐年下降。不仅体内可供采集的卵子数量越来越少，胚胎出现染色体异常（后文详细说明）的概率也会大大增加。因此，希望尽早怀孕的女性最好及时寻求辅助生殖技术的帮助。

女性在超过35岁后多数会开始考虑接受体外受精技术，但不知为何，男性似乎更倾向于自然怀孕。男女在想法上的这种差异导致很多夫妻很难果断地进入下一个阶段的治疗。这种差异或许源自男性天然的生殖自信，毕竟男性年龄超过50岁也可以产出质量足够好的精子。

通常情况下，不孕治疗需要夫妻双方配合。但男方往往不如女方那般上心，这也让很多奔波在"求子之路"上的女性备感苦恼。毕竟男性与女性属于不同的个体，而孕育生命这件事只有女性才能完成，可以说女性在这个过程中有着不可替代的地位。

女性与男性在生育上的分工不同，女性负责发挥主导作用，而男性则主要负责抛出一些选择题。因此，在备孕与怀孕这件事上，能够做决定的只有女性。作为女性，我们一定要倾听自己内心的声音，在确定好自己的真实想法之后，再认真地将这些想法传达给自己的丈夫。只有这样，夫妻双方才会配合得更好。

# 关于流产的一些知识

很多流产都是胚胎的染色体异常引起的。一听到胎儿的染色体异常，大家可能会感到十分恐慌，但实际上这并不代表夫妻双方的染色体有问题。从生物学的角度来说，胎儿想要完美无缺地继承父母双方庞大的遗传信息是一件非常困难的事情。倒不如说在遗传过程中出现染色体异常是一种非常常见的现象。新生儿出现染色体异常的概率低于1%，实际上大部分染色体异常的胚胎都以未能成功受孕或者中途流产的方式被淘汰了。

基于上述原因，对于那些经过长期不孕治疗后，好不容易怀孕却不幸流产或有习惯性流产史的女性，医生一般会建议她们对流产的胎儿进行染色体检查。结果发现，其中80%左右的胎儿都存在染色体异常问题，并且这一结果与孕妇的年龄无关。

在寻找习惯性流产原因的过程中，一般的医疗机构很少会调查染色体，因此50%左右的习惯性流产都被归为原因不明的流产。通过对流产胎儿的染色体进行检测，我们发现由染色体异常引起的流产比想象中多得多，而原因不明流产的比例下降到了25%。

欧美的医疗机构在进行体外受精手术时普遍会开展着床前筛查，即提前对胚胎的染色体进行检测，确认染色体数目无异常后再进行胚胎移植。通过对受精第5天形成胚盘后的筛查数据进行统计发现，女性在37岁之前，其胚胎染色体正常的概率可以达到60%以上，而一旦超过42岁，其胚胎染色体正常的概率就会下降到30%以下。

如果进一步考虑胚盘形成率及受精率，那么不同年龄段的女性形成一个染色体正常的胚胎所需要的卵子数量是大不相同的：35岁之前大概需要10个，40岁左右需要15个，43岁需要21个，而45岁则需要42个（数据源自日本英妇产医院生殖中心苔口昭次医生的调查结果）。

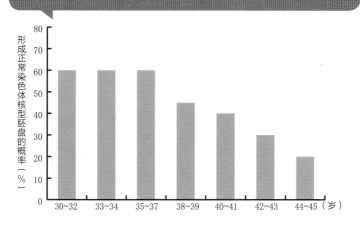

各年龄段女性形成正常染色体核型胚盘的概率

形成正常染色体核型胚盘的概率（%）

| | 胚盘正常率（%） | 着床率（%） | MII 率（%） | 受精率（%） | 分裂率（%） | 胚盘形成率（%） | 所需的卵子数量 |
|---|---|---|---|---|---|---|---|
| 30 ~ 32 岁 | 60 | 65 | 75 | 90 | 90 | 55 | 7.7 |
| 33 ~ 34 岁 | 60 | 65 | 75 | 90 | 90 | 50 | 8.4 |
| 35 ~ 37 岁 | 60 | 65 | 75 | 90 | 90 | 45 | 9.4 |
| 38 ~ 39 岁 | 45 | 65 | 75 | 90 | 90 | 45 | 12.5 |
| 40 ~ 41 岁 | 40 | 65 | 75 | 90 | 90 | 40 | 15.8 |
| 42 ~ 43 岁 | 30 | 65 | 75 | 90 | 90 | 40 | 21.1 |
| 44 ~ 45 岁 | 20 | 65 | 75 | 90 | 90 | 30 | 42.2 |

根据着床前筛查结果推算的临床受孕所需要的卵子数量

临床受孕所需要的卵子数量（估算）

注：MII 率，成熟卵子的比例。

# ● 做好产前诊断可以有效避免新生儿畸形

在日本，新生儿畸形（先天性发育异常）的发生率为3%～4%。先天性发育异常主要有心脏形态异常（先天性心脏病）、唇腭裂、神经管闭合不全等，其中1/4的先天性发育异常是由染色体异常引起的。

胎儿发生染色体异常的风险随着孕妇年龄的增长而增加。从统计学的角度来看，通过生殖辅助技术受孕的胎儿，其发生先天性畸形的概率与自然受孕没有明显差异，很多准妈妈十分担心腹中的胎儿出现发育异常的情况。

产前诊断是指在出生前对胚胎或胎儿的发育状态、是否患有疾病等方面进行检测、诊断。目前，欧美国家的产前诊断已经十分普及，但日本的妇产医院极少在正常的产检程序中设置产前诊断这一环节。我们医院特意设置了产前诊断门诊，尽可能地帮助好不容易孕育了新生命的准妈妈们排除这方面的担忧。

产前诊断通常采用B超检查、母体血清检查（无创DNA）以及羊水穿刺、绒毛穿刺等手段详细排查胎儿是否存在包括染色体异常在内的先天性发育异常。

对于是否有必要进行产前诊断，不同的人持有不同的看法。由于产前诊断相关的各项检查都有一定的时间限制，如果大家在怀孕过程中有这方面的困惑，可以及时前往医院听取医生关于遗传咨询方面的专业建议。

# 最重要的是要坚信自己一定可以怀孕

　　我们医院每2个月会开设一次预约登记，并且预约窗口只从当天下午2点开始开放2小时。以前，我们尝试过按照预约电话打进来的顺序进行登记，结果发现有些预约居然排到了2年之后。为避免出现这种情况，我们调整为如下预约方式。

　　当天，我们会提供3个预约电话，不过仍然有很多患者反映预约电话很难打通，甚至找亲友帮忙一起打也打不进。在这里，我向大家深表歉意。但为了能够更深入地了解每一位患者的详细情况，从而为患者提供更全面的诊疗服务，我们不得不限定接诊患者的数量。

　　有些患者跟我说她打了一年多电话才预约成功，但大家前来就诊时基本都是乐呵呵的。还有的患者在怀孕后对我说"当初打通预约电话时比现在确认怀孕了还要开心呢"。不过，可能患者自己也没有意识到，她从打通预约电话那一刻起就已经开始为备孕付出努力了。

想到自己已经把治疗不孕的事情交给专业的医生，患者就会卸下沉重的心理负担，从而更加关注自己和丈夫的生活。可能正是这种精神上的放松，让不止一个经历了多次体外受精却未能成功怀孕的患者，在等待来我们医院就诊的过程中自然受孕了。这样的结果令她们自己都感到不可思议。

我也会时常回顾并思考究竟什么方法可以帮助患者更加顺利地怀孕。那些乐呵呵地前来就诊的患者，总是十分谦虚地接受我的各种建议。即便是那些被认定为在通常情况下很难怀孕的患者，她们积极乐观的心态也会让我由衷地相信她们一定可以顺利地拥有自己的宝宝！

当不孕治疗不顺利时，女性会遭受来自各方面的压力。她们不仅要接受来自职场的压力，还要面对双方父母的期盼和催促，有的还会因为丈夫对于不孕治疗的态度不甚积极而感到沮丧、难过。更何况，为了怀孕前往不孕医院接受治疗这件事本身就会给人带来极大的压力。但在胚胎移植后，即使工作上或家庭里发生令人不愉快的事情，也不会对受孕的结果产生太大影响，因此大家可以不必过于担心。

人生能否成功的关键不在于个人的才华，而是要看他是否有足够的热情以及坚持到底的顽强毅力。对于怀孕来说同样如此。根据多年的从医经验，我可以很肯定地告诉大家：有些患者的身体条件很差、AMH水平很低、子宫内膜也很薄，但正因为她们拥有持久的毅力，最终都实现了当妈妈的愿望。

此外，医护人员的引导和鼓励对于激发患者坚持到底的毅力十分重要。我们医院的全体工作人员都希望竭尽全力为患者提供细致的诊疗服务，并成为她们真正信赖的对象。

"树木扎根于岩石之上，清澈的流水自岩石间潺潺涌出。"据说，这是日本前首相田中角荣十分喜欢的一句话，意思就是我们要以自然平和的心态对待每一件事，不偏执却抱有自己独特的信念，同时能够坦然地面对生活中遇到的困难、挫折，淡泊从容地度过自己的一生。

我想这种态度同样适用于女性的备孕过程。

# 看不见的东西往往更重要

不知大家有没有读过《奇迹的苹果》。这本书讲述的是日本青森县弘前市的一名果农——木村秋则先生，他通过多年的不懈钻研，终于让苹果树在既不打农药也不施化肥的情况下结出了累累硕果。在那之前，大家都认为苹果的栽培离不开农药，而他以太太患病不能吃带农药残留的苹果为契机，开始钻研无农药苹果的种植。他花费了7年时间仍然没有任何收获。在历经重重困难最终成功栽培出无农药苹果后，他对自己获得成功的秘诀做了如下描述。

我开始意识到——重要的并不只是我们眼睛看得到的或者地面上的部分。实际上，在地下伸展的树根至少有地面上作物的两倍那么长。也就是说，在土壤下延展的空间是地表上的两倍那么大。

在那些漫长的日子里，我没有意识到这一点。我一心为了栽培无农药苹果而东奔西走，却只关注到地面上的部分。但当我意识到土地的重要性并开始重视土壤改良后，无农药苹果的栽培就有了实质性的突破。

在木村先生写的《一切都是宇宙间的最好安排》中也有这么一段话让我印象深刻。

只关注眼睛看得见的部分，这无法帮助我们了解全部的事实真相。这并不局限于无农药、无化肥栽培。我们的人生同样如此。肉眼看不见的东西往往更重要。

对于未来的不安会让很多女性对生活丧失信心，觉得自己陷入了孤立无援的境地，甚至对夫妻关系也产生了怀疑。面对这些现实，我们需要做的不仅仅是一头扎进高强度的不孕治疗，更重要的是想办法激发出我们身体原本就拥有的孕育生命的能量。

希望顺利怀孕的女性朋友们，认真回顾一下自己的日常生活，并赶紧开启均衡的营养摄入吧。同时，要以平和开阔的心态与自己的丈夫好好相处，然后信心十足地等待宝宝的到来。我真诚地期待每一位希望怀孕的女性都能顺利地迎来健康可爱的宝宝。

接受不孕治疗的患者知识储备之丰富，有时令我们这些妇产科医生都自叹不如。在接受日常诊疗的同时，她们还会通过网络与其他患者交流经验，或收集世界最前沿的生殖医疗知识……有不少患者从日本的九州坐飞机来我们医院就诊，还有的患者从国外慕名而来。

我们打心底希望能够为想怀孕的患者提供一些真正有价值的信息，并为她们提供切实有效的不孕治疗。但现实情况是我们的日常生活中总是充斥着各种各样真假难辨的信息。对我来说，实在无法就这样稀里糊涂地给患者推荐营养补充剂或药物。于是，在八年前我开启了分子整合营养疗法的学习之旅。

当时，控糖的观念不像现在这么普及，人们也普遍认为胆固醇水平越低越好。在学习最前沿的营养学知识的同时，我不断地调整自己的日常饮食并亲自尝试各种营养补充剂，以便确认哪些值得推荐给我的患者。当我确定某些营养补充剂确实有效后，接下来我会让我们医院的工作人员尝试。有的人补充了血红素铁之后整个人变得精力充沛、走路带风，有的人服用维生素E后拥有了令人羡慕的光滑皮肤，有的人服用高剂量维生素D之后花粉过敏得到了有效缓解……亲眼证实这些营养补充剂确实给身边的工作人员带来了可喜的变化后，我才开始确信可以大胆地把它们推荐给大家。

营养学在最近10年内发生了翻天覆地的变化。最新的营养学知识甚至颠覆了人们一直以来的认知，因此难免会让大家感觉混乱，弄不清到底哪一种说法才是正确的。更何况，如今的大型超市和便利店依然琳琅满目地摆放着产业界认定的畅销食品，或者根据老旧的营养学知识生产出来的嗜好性食品。希望大家能够立即行动起来，根据最新的营养学知识及时调整自己的生活习惯，真正地实现饮食健康。

此次在定真理子女士的大力协助下，最新的营养疗法相关知识得以编辑成册。这是一本值得大家反复阅读的有助于健康的书籍。我也借此机会整理了很多专家学者的数据并输出了客观性的结论。我很高兴有机会为大家提供世界最前沿的营养学研究成果。在这里，我要向在日本全国各地从事医学研究的医生们表示衷心的感谢，感谢他们为我提供了许多最新的一手医疗信息。

最后，我想强调的一点是，改善饮食生活不仅要看吃了哪些东西，还要看营养的吸收情况。在日常生活中保持平和的心态，让副交感神经处于优势地位，才能保证我们的肠道功能正常，从而更好地吸收各种营养。当然，我们难免会在生活中遇到一些不顺心的事情，因此，一定要记得保持积极乐观的心态，相信不好的事情总会过去。人生不可辜负。

衷心希望这本书能够为企盼孕育宝宝的你带来帮助和好运！

古贺文敏

结语二

　　本书修订前的版本是2012年2月出版的《35岁之后的营养疗法——养成"易孕体质"的饮食方法》。当看到期盼已久的书籍终于出版上市时，我由衷地感到喜悦，同时也有一丝担心——这本书能否得到那些期待怀孕，尤其是受不孕问题困扰的读者的青睐呢？

　　本书吸收了最新的营养学及饮食方法的相关知识与信息，"营养疗法"也是一种全新的叫法。这本书蕴含了我的心血，我既期待又在意到底哪些人会成为我的读者。但实际上，我的担心似乎有些多余，这本书经过多次重印至今依然十分畅销。能够受到广大读者如此的欢迎与厚爱，我由衷地感到高兴和欣慰。

当我到各地举办演讲会时，很多宝妈都会抱着小宝宝热情地跟我打招呼——"多亏了您的这本书，我顺利怀孕了。让这个小可爱来到了我身边！"每每听到这样的话语，我都感到无比幸福。此外，我还从实践营养疗法的宝妈们那里听到了很多共同的反馈——"孩子特别好带，孩子很健康、夜里不哭也不闹，简直跟书里描述的一模一样！"从怀孕前就开始实践营养疗法，可以让孕期和产后都非常顺利。这是来自认真实践营养疗法的宝妈们的真实声音。

有些读者是在日本各地的不孕治疗机构的大厅里发现这本书的，有的读者是从图书馆里借阅的，还有一些读者在朋友或家人的推荐下开始看这本书。即使我们素未谋面，但这本书却让我们彼此心意相通。这大概就是书籍的神奇之处吧。

最近几年，40岁左右希望生宝宝的女性越来越多。在这本书里，我们也介绍了几位在40多岁顺利怀孕、分娩的女性。值得高兴的是，越来越多的女性熬过痛苦的不孕治疗，同时在营养疗法的帮助下，最终得偿所愿，成功当上了妈妈。但不可否认的是，现实中深受不孕问题困扰的女性也越来越多。

在这种背景下，出版社问我是否可以出版修订版。刚好我也计划在书里增加最新的研究成果，于是我欣然接受了出版社的邀请。我还十分荣幸地邀请到了一直热心从事不孕治疗工作的、令人敬仰的古贺文敏医生共同参与本书的修订。在日本，古贺妇科医院预约挂号的难度是出了名的，但更有名的是医生们对待患者认真负责的态度及治疗效果。古贺医生的最新研究成果让本书焕然一新，我也真诚地希望这本书能够给更多的人带来福音。

定真理子

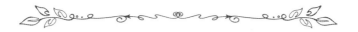

快读・慢活<sup>®</sup>

　　从出生到少女，到女人，再到成为妈妈，养育下一代，女性在每一个重要时期都需要知识、勇气与独立思考的能力。

　　"快读・慢活<sup>®</sup>"致力于陪伴女性终身成长，帮助新一代中国女性成长为更好的自己。从生活到职场，从美容护肤、运动健康到育儿、家庭教育、婚姻等各个维度，为中国女性提供全方位的知识支持，让生活更有趣，让育儿更轻松，让家庭生活更美好。